Gofalu am
sy'n byw g        ...nentia

# Unedig

## Gofalu am ein hanwyliaid sy'n byw gyda dementia

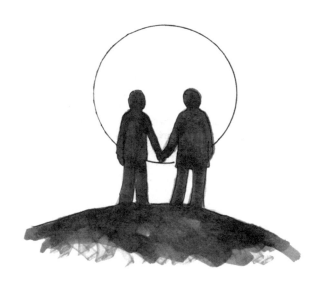

**Gina Awad**

Darluniau gan Tony Husband

**GRAFFEG**

*Unedig*
Cyhoeddwyd yng Nghymru yn 2024 gan Graffeg.

Hawlfraint © Gina Awad, 2022
Darluniau gan Tony Husband

ISBN 9781802587562

Graffeg Cyf., 24 Canolfan Fusnes Parc y Strade,
Heol Mwrwg, Llangennech, Llanelli,
Sir Gaerfyrddin, SA14 8YP. www.graffeg.com

Cyhoeddwyd gyntaf yn 2022 gan Robinson,
gwasgnod Little, Brown Book Group, sy'n rhan o
gwmni Hachette UK Company. www.hachette.co.uk.

Mae'r cyhoeddwyr yn cydnabod cymorth ariannol
Cyngor Llyfrau Cymru www.gwales.com.

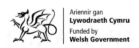

Ariennir gan
**Lywodraeth Cymru**
Funded by
**Welsh Government**

*Yn gyflwynedig i'm chwaer iau, Heidi. Y llynedd, cafodd aniwrysm yr ymennydd ac mae'n gwella'n dda. Gydag ond 11 mis rhyngon ni, rydyn ni fel efeilliaid; hi yw fy ffrind gorau a dwi'n ei charu hi i'r lleuad ac yn ôl.*

# Cynnwys

# Rhagair

Rydw i wedi dysgu llawer am ddementia drwy brofiad personol o fyw gydag aelod o'r teulu â chlefyd Alzheimer dros nifer o flynyddoedd, a hefyd drwy gyfrannu at ymdrechion i godi miliynau o bunnoedd ar gyfer ymchwil i'r cyflwr cymhleth hwn.

Mae cymdeithas wedi bod – ac yn dal i fod – yn llawer rhy barod i ddiystyru dementia fel clefyd anochel sy'n taro hen bobl, ac felly yn glefyd nad yw'n cyfiawnhau'r un ffocws a sylw ag sy'n cael eu rhoi i gyflyrau eraill sy'n perygl bywyd, fel canser. Mae hynny mor anghywir.

Y gwir amdani yw bod dementia yn effeithio ar bobl o bob oed ac yn gallu achosi canlyniadau sy'n newid bywydau a all bara am ddegawd a mwy.

Nid yr unigolyn yn unig sy'n cael ei effeithio gan ddementia. Mae aelodau ei deulu a phobl eraill o'i gwmpas hefyd yn cael eu heffeithio, a gall gael effaith ddinistriol ar bob un ohonyn nhw.

Yn anffodus, bydd un o bob tri pherson sy'n fyw heddiw yn cael diagnosis o ddementia, ac eto mae'r cyllid ar gyfer gwaith ymchwil yn bitw – a'r ddarpariaeth ariannol ar gyfer gofal y rhai sy'n cael eu heffeithio y nesaf peth i ddim.

Mae ariannu gofal arbenigol hirdymor yn bwll diwaelod ac, o ganlyniad, mae baich y cyfrifoldeb ar ysgwyddau aelodau'r teulu a ffrindiau sy'n gweithredu fel gofalwyr di-dâl – ac ar gartrefi gofal sydd â chyllidebau affwysol o dynn.

Mae'n anodd gwneud diagnosis o ddementia: gall gymryd blynyddoedd lawer, ac mae llawer o bobl yn mynd heb ddiagnosis hyd y diwedd.

Mae'n bwysig cydnabod nad yw'r cyflwr yn ymwneud â cholli cof yn unig. Gall ymwneud ag anawsterau wrth feddwl, wrth ddatrys problemau neu gydag iaith, yn ogystal â newidiadau mewn personoliaeth a hwyliau. Fel y gwelwn ni yn straeon go iawn y llyfr hwn, gall y newidiadau hyn ddigwydd yn raddol a gallant gael effaith enfawr ar berthnasoedd os nad yw eu hachos yn cael ei ddeall.

Rwy'n gobeithio y bydd y llyfr rhagorol hwn yn helpu darllenwyr i adnabod a deall yr arwyddion cynnar o ddementia, a'r newidiadau sy'n dod yn ei sgil. Hyd yn oed ar ôl diagnosis, a allai esbonio newidiadau ymddygiadol cychwynnol, mae toreth o newidiadau a chamau pellach y mae'n rhaid eu cydnabod a'u derbyn.

I'r rhai sy'n byw gydag anwyliaid â dementia ac yn gofalu amdanyn nhw, y peth pwysicaf yw bod diffyg amynedd, dicter − a hyd yn oed anobaith − yn cael eu disodli gan gydymdeimlad, tosturi a charedigrwydd.

Mae'r rhan fwyaf o adnoddau addysgol yn gochel rhag disgrifio camau olaf dementia, sy'n gallu para am flynyddoedd, ond mae'n bwysig bod aelodau'r teulu yn gwybod amdanynt, yn cynllunio ar eu cyfer ac yn mynd i'r afael â nhw. Gallwch ddod o hyd i ragor o wybodaeth am wahanol gyfnodau y salwch hwn yn https://www.alz.org/alzheimers-dementia/stages.

Rwy'n ddiolchgar iawn i Gina Awad a Tony Husband am eu gwaith ymchwil ac am ysgrifennu a darlunio astudiaethau achos teimladwy y gofalwyr teuluol sy'n ymddangos yn y llyfr hwn. Rwy'n siŵr y byddan nhw'n helpu llawer o bobl drwy hybu ymwybyddiaeth o ddementia, gan gynyddu dealltwriaeth o sut mae angen i ni i gyd fod yn barod i adnabod y symptomau ac ymateb iddyn nhw gydag empathi a chariad.

**Syr Malcolm Walker CBE**

# Cyflwyniad

Dros y blynyddoedd, rydw i wedi gweld gofalwyr* teuluol yn brwydro i ddiwallu anghenion eu hanwyliaid gan esgeuluso eu hanghenion eu hunain ar yr un pryd. Gall llu o deimladau llethol ddod i'r wyneb, gan gynnwys euogrwydd am beidio â bod yn ddigon da ac ofn gwneud rhywbeth o'i le, gyda hynny'n arwain at rwystredigaeth ac unigrwydd aruthrol.

Fodd bynnag, maen nhw'n gwneud eu gorau glas gydag adnoddau cyfyngedig ac yn aml does ganddyn nhw ddim dewis ond addysgu eu hunain a cheisio llywio'u ffordd drwy gymhlethdod y system gofal.

Mae'n rhaid i hyn newid.

Mae dementia yma i aros, ac mae'n un o heriau iechyd a gofal cymdeithasol mwyaf y ganrif hon. Yn ôl Adroddiad Alzheimer y Byd 2021, mae tua 56 miliwn o bobl yn byw gyda dementia. Mae'r ffigurau hyn yn cynrychioli'r rhai sydd wedi cael diagnosis ffurfiol. Beth am y lleill sydd heb gael diagnosis?

Mae hyn wedyn yn codi'r cwestiwn ynglŷn â faint o deuluoedd sy'n gofalu am eu hanwyliaid. Y cyfan allwn ni ei wneud yw dyfalu.

Wrth i'r ymdrech fyd-eang o chwilio am feddyginiaeth fynd o nerth i nerth, wrth i ymarfer arloesol barhau i ffynnu ac wrth i gymorth gan gymheiriaid gynyddu, mae'n hanfodol o hyd ein bod ni fel cymdeithas yn ceisio deall dementia a'i effaith ar unigolion a theuluoedd. Denu cymunedau i gydweithio ar gyfer pobl sy'n byw gyda dementia a'u teuluoedd yw'r hyn sy'n tanio fy angerdd.

Cafwyd y syniad gwreiddiol o greu llyfr i dynnu sylw at brofiadau amrywiol teuluoedd sy'n gofalu am eu hanwyliaid, yn ystod hydref 2020.

Ysbrydolwyd y llyfr hwn gan straeon am deimlo'n unig ac am fod ar wahân yn ystod y pandemig byd-eang, ynghyd â'r ffyrdd newydd y dechreuodd pobl gysylltu â'i gilydd. Daeth yn hanfodol rhoi cyfle i deuluoedd sy'n byw gyda dementia rannu eu straeon personol a'r hyn maen nhw wedi'i ddysgu.

Rydw i wedi gweithio gyda'r cartwnydd gwych, Tony Husband, ar y llyfr hwn, ac ar nifer o brosiectau sy'n gysylltiedig â dementia dros y pum mlynedd diwethaf. Mae darluniau Tony yn adrodd y straeon gyda'r fath huodledd, calon a sensitifrwydd – maen nhw'n sicr o ennyn gwên a chydymdeimlad y darllenwyr ac yn taro tant.

Treuliwyd llawer o 2021 yn sgwrsio gyda theuluoedd ar Zoom; yn gwrando, myfyrio a gweithio gyda Tony i greu delweddau a fyddai'n adlewyrchu craidd eu profiadau. Roedden ni'n cydnabod y cyfrifoldeb, ac eisiau cynrychioli ein cyfranwyr hyd eithaf ein gallu. O'u hadrodd yn iawn, roedden ni'n gwybod y byddai pob stori unigol yn unigryw ar yr un llaw ac yn gyffredinol ar y llaw arall.

Ac eithrio stori John a Nobby, sy'n adnabyddus a chyhoeddus oherwydd proffil Nobby, rydyn ni wedi gwneud y penderfyniad anodd i newid enwau drwyddi draw gan y byddai fel arall yn amhosib gwarantu preifatrwydd a chydsyniad pawb sy'n ymwneud yn anuniongyrchol â phob stori. Fodd bynnag, mae pob cyfrannwr wedi dewis ei ffugenw ei hun. Stori Sienna yw'r unig stori nad yw'n cael ei hadrodd yn uniongyrchol gan berson go iawn; stori gyfansawdd yw hon sy'n seiliedig ar fy mhrofiadau i fy hun a phrofiadau y mae llawer o ofalwyr proffesiynol wedi eu rhannu â mi dros y blynyddoedd.

Rwy'n gobeithio y bydd y cyfraniadau personol a didwyll hyn yn cynnig adnodd emosiynol ac ymarferol i bawb y mae dementia yn effeithio arnyn nhw. Yn llawn mor bwysig, gobaith Tony a finnau yw y bydd y llyfr hwn yn rhan o'r daith tuag at gymdeithas sy'n ymateb i ddementia gyda thosturi a chydymdeimlad.

Mae cydweithio â'r teuluoedd gofalgar, amrywiol a rhyfeddol hyn wedi ennyn teimladau o wyleidd-dra mawr. Mae wedi bod yn amlwg drwyddi draw eu bod yn bartneriaid mewn gofal, yn dysgu wrth fwrw iddi ac yn gwneud eu gorau glas i rymuso eu hanwyliaid i fyw bywydau cystal â phosib.

Diolch o waelod calon i bob un ohonoch chi am rannu mor hael. Rydyn ni'n mawr obeithio ein bod ni wedi gwneud cyfiawnder â'ch straeon, ac wedi gwneud hynny mewn ffordd sensitif. Rydyn ni'n cydnabod popeth rydych chi wedi'i wneud ac yn parhau i'w wneud. Gyda'n gilydd, rydyn ni'n Unedig.

Lawer gwaith, mae pobl â dementia a'u teuluoedd wedi disgrifio wrtha i sut maen nhw'n teimlo'n emosiynol wrth i ni gysylltu. Rwy'n cloi gyda'r dyfyniad hyfryd hwn sy'n cynnig cymaint o wirionedd i mi ac yn crisialu'n berffaith sut mae ymdeimlad o gysylltiad ystyrlon yn gallu para am byth:

*'Bydd pobl yn anghofio'r hyn ddywedoch chi, bydd pobl yn anghofio'r hyn wnaethoch chi, ond fydd pobl byth yn anghofio sut gwnaethoch chi iddyn nhw deimlo.'* – **Maya Angelou**

Gina Awad BEM

★ Er bod y term 'gofalwr' yn cael ei ddefnyddio drwy gydol y llyfr, rwy'n cydnabod nad pawb sy'n hapus gyda'r gair hwnnw, ac nad yw pawb yn uniaethu felly. Yn anad dim, y berthynas sy'n cael y flaenoriaeth. Fodd bynnag, profiad llawer o bobl wrth beidio ag arddel y term yw y gall fod yn anodd iawn cael gafael ar gymorth.

# Stori Casi a Ffred

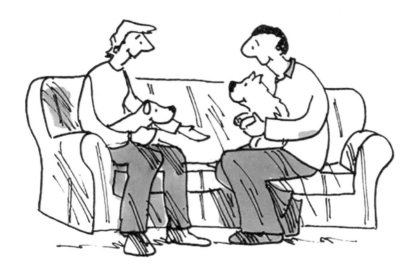

Newidiodd bywyd Casi pan gafodd ei gŵr Ffred ddiagnosis o ddementia.

Bu'n rhaid iddi addasu a dysgu sgiliau newydd.

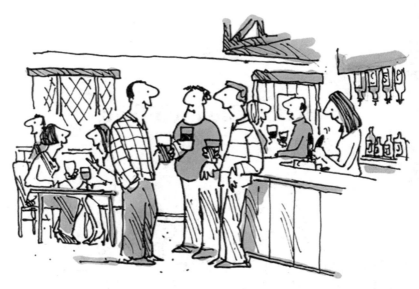

Cyn ei ddiagnosis, roedd Ffred yn ddyn cymdeithasol, allblyg.

Roedden ni'n dwlu mynd ar wyliau gyda'n gilydd.
Mi fuon ni i bob math o lefydd.

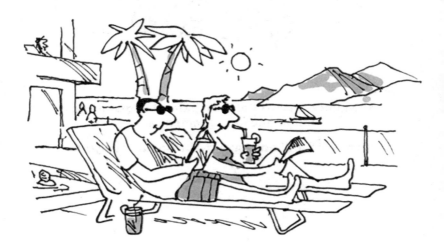

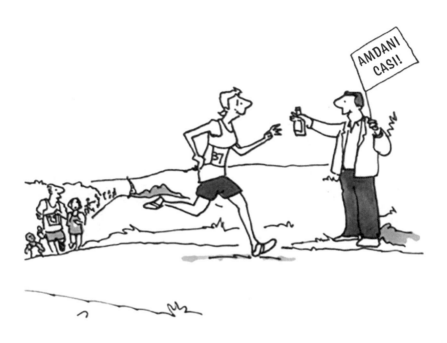

Mi wnaeth o fy nghefnogi ar sawl marathon,
gan floeddio a chodi'i law.

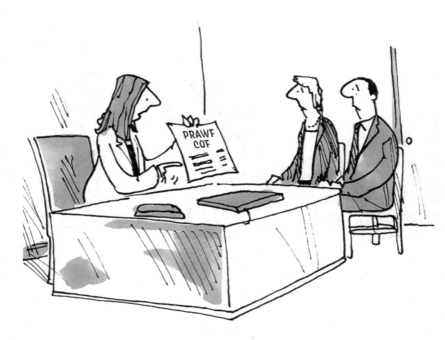

Ond ar ôl iddo gael diagnosis o ddementia fasgwlaidd, dechreuodd pethau newid i ni.

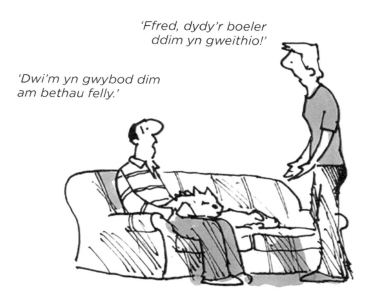

'Ffred, dydy'r boeler
ddim yn gweithio!'

'Dwi'm yn gwybod dim
am bethau felly.'

Roedd bywyd yn wahanol o hynny ymlaen. Roedd baich y cyfrifoldeb arna i. Roedd yn rhaid i fi ddysgu'n gyflym.

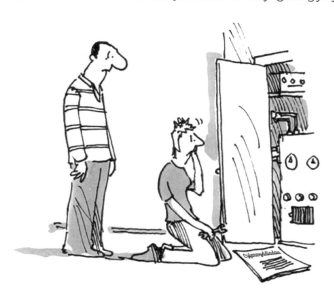

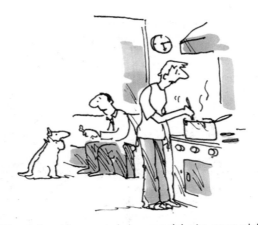

Arferai Ffred fwynhau coginio; roedd o'n gogydd gwych!
Yn anffodus, dydw i ddim, ond dwi'n dysgu ...

Mae rhai pethau'n gallu bod yn anodd.

*'Amser i ti gael
cawod, Ffred.'*

*'Dwi'm yn mynd
mewn i fan'na!'*

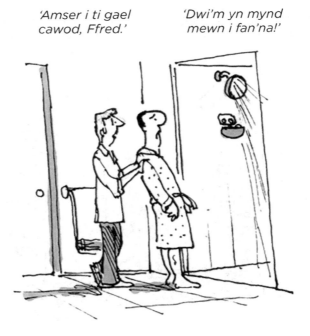

*'Noswaith dda, Ffred; eich peint, syr!'*

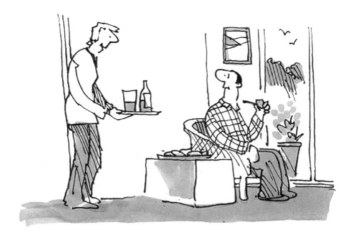

Ond drwy greu rwtîn, fel ail-greu ei beint min nos yn y dafarn, mae'n teimlo'n hapus ac yn fodlon.

Mae gennym ni ofalwyr anhygoel sy'n galw ar system rota. Maen nhw'n wych. Mae Ffred yn gwybod pwy ydyn nhw erbyn hyn ac yn adnabod eu hwynebau.

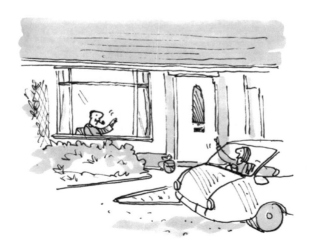

*'Dyma ni, Ffred, tamaid i aros pryd!'*

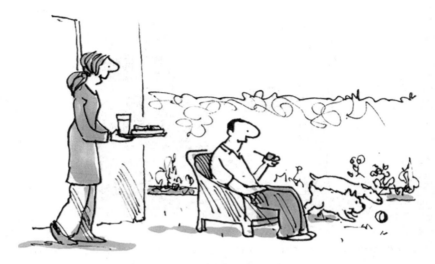

Dwi a Ffred yn meddwl y byd ohonyn nhw.

Roedd hi mor bwysig i fi fy 'mod i'n gallu cael amser i fi fy hun,
i gael bod yn annibynnol, hyd yn oed am gyfnod byr.

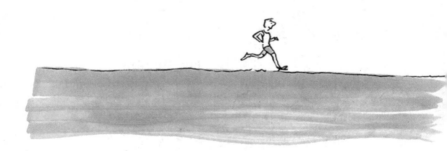

*'Pam mai dim ond hanner y bwyd wyt ti wedi'i fwyta?'*

*'Achos ei fod o ar ochr anghywir y plât!'*

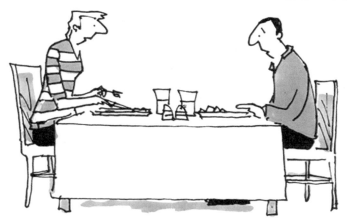

Mi wnes i sylwi fod Ffred yn gadael peth o'i fwyd ar ôl.

Yn y pen draw, mi wnes i sylweddoli nad oedd o'n bwyta'r bwyd pellaf oddi wrtho. Mi wnes i weini'r pryd nesaf fel cymysgedd o ddognau chwarter eu maint. Dyma fo'n bwyta tri o'r pedwar dogn. Mae yna rywbeth newydd i'w ddysgu bob dydd.

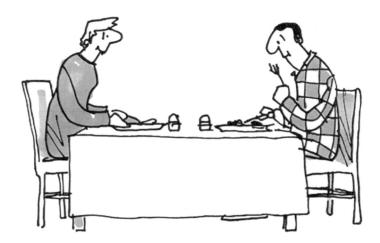

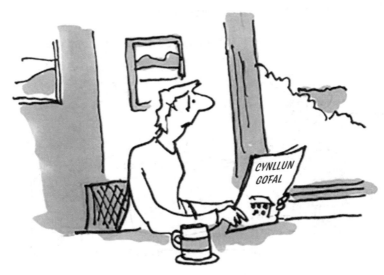

Weithiau, dwi'n teimlo'n ddig ac yn euog. Fentra i feddwl am seibiant? Ydw i'n bod yn hunanol? Mae'r amheuon yn gyson.

Ond doed a ddêl, rydyn ni gyda'n gilydd.
Nid yr un 'ni' ag o'r blaen, ond y 'ni' gwahanol.

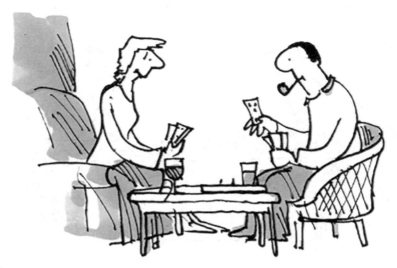

*'Amser cinio, bawb!'*

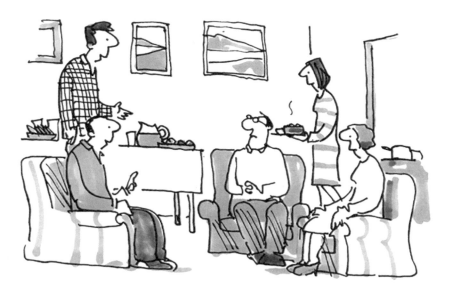

Mi wnes i glywed am fenter wych, felly unwaith yr wythnos bellach, mae rhywun yn galw heibio i nôl Ffred a mynd ag o i'w cartref i dreulio amser gyda hyd at dri pherson arall â dementia a diddordebau tebyg. Mae'n seibiant, ac yn brofiad gwahanol. Mae Ffred yn mwynhau'r profiad yn fawr, ac mae o'n cael pryd o fwyd cartref yn y fargen.

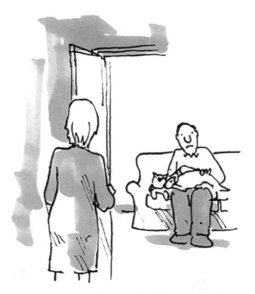

Ond mae'r teimladau tywyll hynny o fod yn fethiant, o fod yn
dda i ddim, o fod yn annigonol yn codi eu pen yn aml.
Mi wnes i holi Ffred un tro ...

'Wyt ti'n gallu dychmygu unrhyw
beth gwaeth na fi'n ofalwr i ti?'

'Ydw, nid ti yn gofalu
amdana i.'

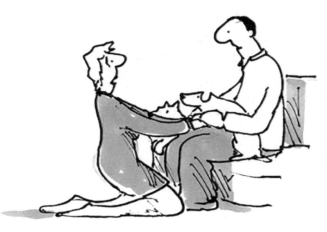

# Stori John a Nobby

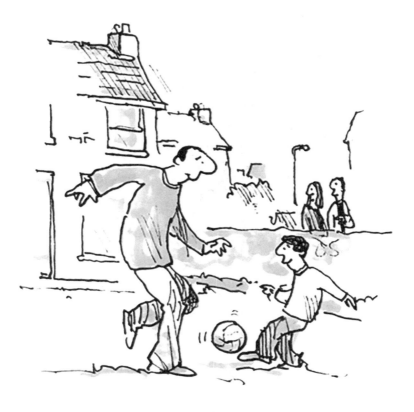

**Fe wnaeth John a'i deulu ofalu am eu tad pan gafodd ddiagnosis. Fe wnaethon nhw hefyd ddechrau ymgyrch bwysig i hybu ymwybyddiaeth o beryglon penio pêl.**

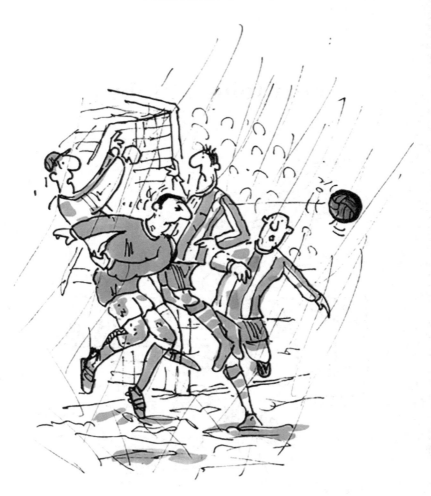

Roedd Dad yn bêl-droediwr poblogaidd tu hwnt.
Chwaraewr canol cae amddiffynnol caled a digyfaddawd.
Enillodd Gwpan Ewrop, Cwpan y Byd a llawer mwy.
Enillodd hefyd galon cenedl.

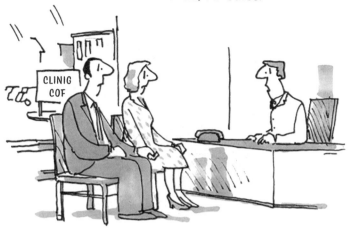

'Mae'n ddrwg gen i ddweud hyn, ond mae gennych chi ddementia, Mr Stiles.'

Fel teulu, fe wnaethon ni benderfynu cadw'r newyddion i ni'n hunain er mwyn amddiffyn proffil Dad. Aeth bywyd yn ei flaen yr un fath.

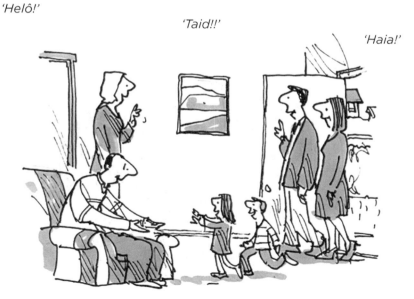

'Helô!'

'Taid!!'

'Haia!'

15

*'Felly, dyma Syr Matt yn cerdded i mewn ... '*

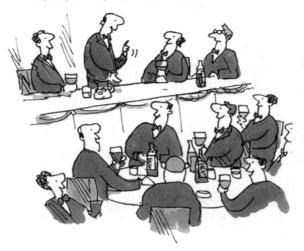

Roedd Dad wedi bod yn siaradwr cyhoeddus poblogaidd ers blynyddoedd lawer, gyda galw mawr amdano.

Ond wrth i'r dementia waethygu, roedd Dad yn drysu mwy a mwy. Roeddwn i'n gallu procio'i gof pan fyddai'n dechrau cloffi dros ei straeon.

*'Felly dyma Bobby, ym, ac ym ... '*

*'Georgie, Dad – Georgie Best!'*

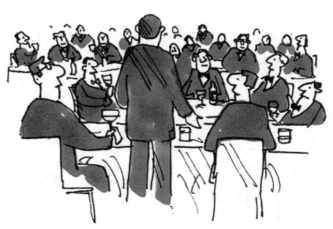

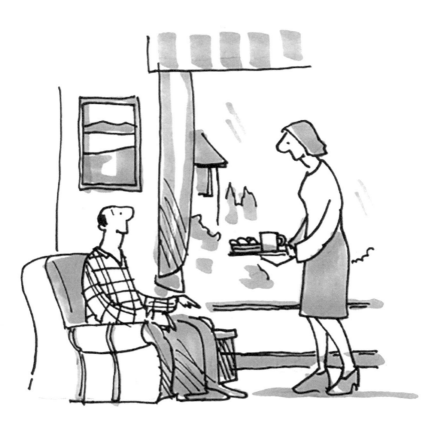

Gwaetha'r modd, aeth pethau'n rhy anodd, a bu'n rhaid i Dad ymddeol o'r gylchdaith siarad cyhoeddus.

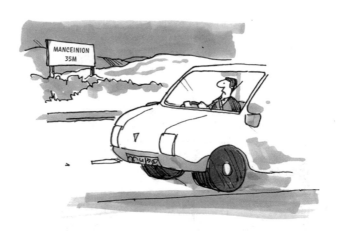

Roedden ni'n poeni am Mam. Roedd Dad yn gwbl ddibynnol arni. Bob tro y byddwn i'n mynd i'w gweld nhw, roeddwn i'n poeni sut fyddai pethau.

Roedd o dipyn yn fwy pryderus, a hynny bron â throi'n baranoia. Roedd o'n ofnus.

*'Ble mae hi'n mynd?'*

*'Mae Mam yn gwneud panad i ni, Dad. Fe fydd hi 'nôl yn y munud, paid â phoeni.'*

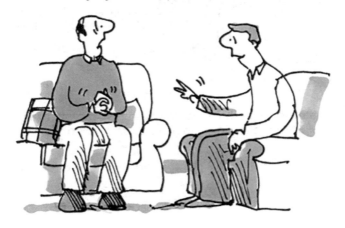

'*Mae Nobby Stiles, enillydd Cwpan y Byd, wedi cael diagnosis o ddementia.*'

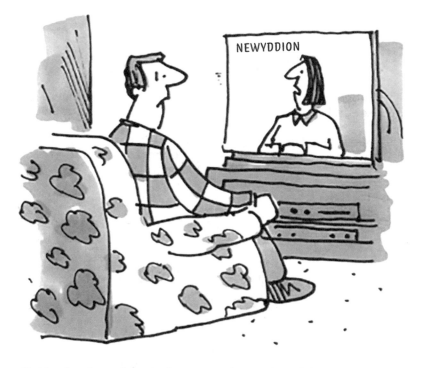

Fel teulu, dyma benderfynu mynd yn gyhoeddus gyda stori Dad. Doedden ni ddim eisiau i bobl ddyfalu a chreu straeon amdano.

*'Lle ydw i? Be sy'n digwydd? Mae'n rhaid i fi fynd rŵan!!!'*

*'Mae'n iawn, Dad, mae'n iawn.'*

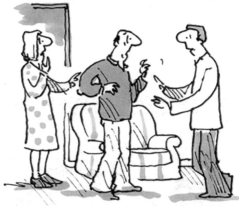

Erbyn hyn, roedd ei ymddygiad yn peri pryder mawr.
Roedd hi'n anodd ei weld o'n cynhyrfu i'r fath raddau.

Yn y pen draw, dyma ni'n sylweddoli fod Dad angen gofal llawn
amser, er ei les ei hun. Ond roedd yr euogrwydd roedden ni'n ei
deimlo yn annioddefol.

*'Lle ydyn ni?'*

*'Dad, fe fyddi di'n saff fan hyn, dwi'n addo.'*

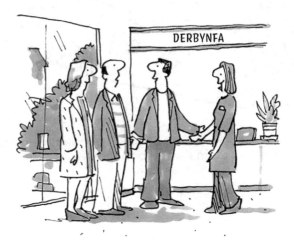

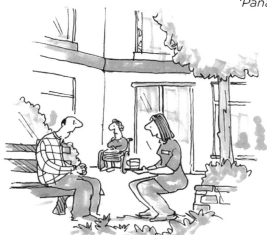

Roedd Dad yn dal yn gynhyrfus ac yn aflonydd, ond roedd o'n derbyn y gofal arbenigol yr oedd ei angen arno bob awr o'r dydd a'r nos.

Hyd yn oed wrth iddo ddirywio, roedd o'n dal i fwynhau ein hymweliadau rheolaidd ... a ninnau hefyd!

*'Helô Dad, wyt ti awydd gwylio pêl-droed?'*

*'Syniad da!'*

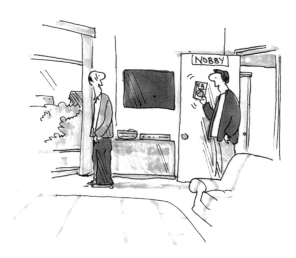

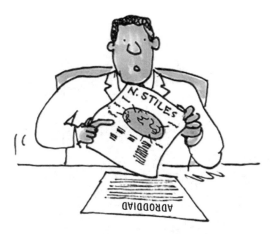

Pan fu farw Dad, fe wnaethon ni fel teulu benderfynu roi ei ymennydd i'r byd meddygol. Fe wnaeth y canlyniadau a ddaeth yn ôl ein syfrdanu a'n gwylltio. Roedd blynyddoedd o benio pêl wedi niweidio a tharfu ar ei ymennydd. Daeth i'r amlwg fod ganddo enseffalopathi trawmatig cronig (CTE).*

Roedden ni'n teimlo dyletswydd i hybu ymwybyddiaeth o gyflwr Dad fel rhybudd i bêl-droedwyr eraill sy'n llythrennol yn peryglu eu bywydau wrth benio pêl.

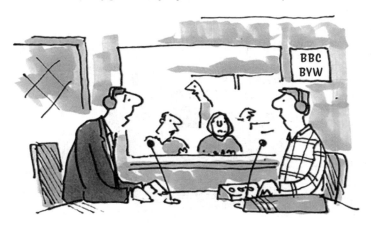

*Mae enseffalopathi trawmatig cronig yn glefyd niwroddirywiol sydd wedi'i gysylltu ag ergydion mynych i'r pen.

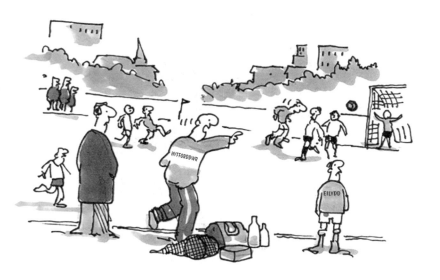

Yn anffodus, mae penio yn dal i fod yn rhan
annatod o bêl-droed ar bob lefel.

*'Dad, ai 'mrechdan i 'sgin ti fan'na? Doeddet ti ddim eisiau un!*
*Doedd dim awydd bwyd arnat ti, meddet ti!'*

*'Wnes i ddweud hynny, 'ngwashi?*
*Dwi'n sorri, dwi ddim yn cofio.'*

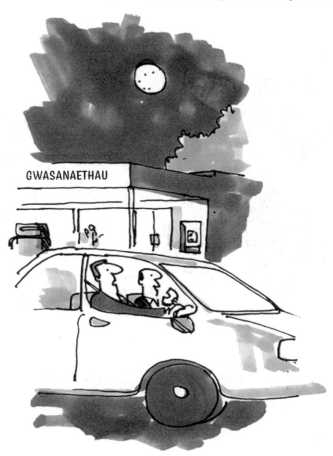

I fi, roedd teithio adref ar ôl un o gìgs siarad cyhoeddus Dad a
gwrando ar ei straeon pêl-droed difyr – straeon gwych am ei
yrfa ryfeddol – yn llawenydd pur, ac maen nhw'n atgofion y
bydda i'n eu trysori am weddill fy oes. Dad, mêt, dwi'n gweld
dy golli di.

# Stori Penny ac Emma

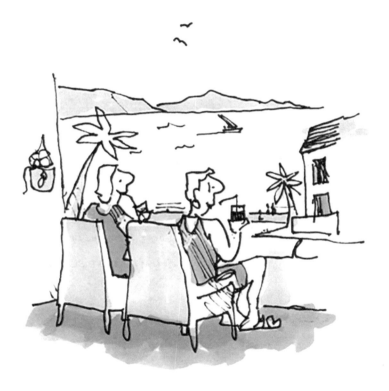

Roedd Penny ac Emma yn byw yn hapus yn Gran Canaria, ond arweiniodd diagnosis o ddementia at ailystyried eu dyfodol.

*'Mynd am dro? Emma, rwyt ti wedi gofyn i fi hanner dwsin o weithiau. A bob tro, dwi wedi dweud y bydda i'n dod ar ôl gorffen hwn.'*

*'Naddo fi!'*

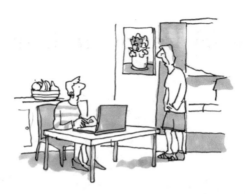

Roedden ni wedi bod yn byw ac yn gweithio'n hapus yn Gran Canaria ers dros ugain mlynedd. Roedden ni'n hapus ein byd ac yn mwynhau'r ffordd o fyw. Ond roedd rhywbeth yn bod ar Emma. Roedd hi'n ailadrodd ei hun o hyd ac fe fyddai ei hwyliau'n newid yn gyflym. Doedd hi ddim hi ei hun o gwbl.

*'Reit, wyt ti'n barod i fynd am dro?'*

*'Mynd am dro? Mynd am dro? Na, dydw i ddim eisiau mynd am dro, diolch yn fawr iawn.'*

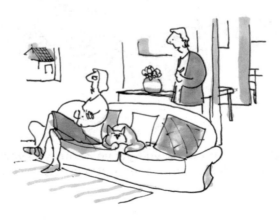

*'Beth sy'n bod, Emma?'*

  *'Dwi ddim yn gwybod, ond dwi eisiau mynd yn ôl i Loegr.'*

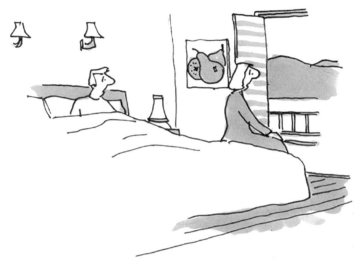

Dechreuodd Emma aflonyddu. Roedd hi eisiau gadael Gran Canaria, er bod gennym ni fywyd hyfryd yno. Fe ddechreuon ni chwilio am eiddo yn Lloegr.

Ar ôl dychwelyd i Loegr, y gobaith oedd y byddai dechrau newydd yn helpu Emma.

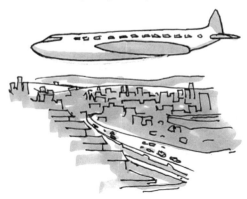

*'Ymm, Emma, yn nrôr y gegin mae'r cyllyll a ffyrc.'*

*'O ie, tydw i'n wirion.'*

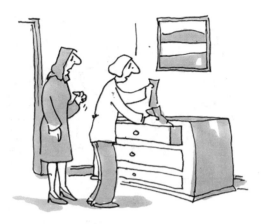

Roedd y newid yn anodd iddi. Wnaeth hi ddim setlo o gwbl yn y tŷ newydd. Doedd hi ddim yn gallu cofio lle oedd unrhyw beth. Sylwodd ei chwaer yn syth pa mor ddryslyd oedd hi.

Roedd yr awyrgylch gartref yn aml yn anesmwyth ac yn llawn tensiwn. Byddai ffrae'n ffrwydro o nunlle.

*'Beth sy'n bod nawr? I ble wyt ti'n mynd?'*

*'Dwi'n mynd am dro!'*

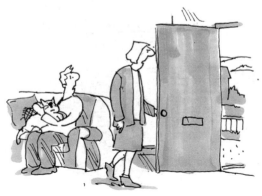

*'Dyma daflen sy'n esbonio dementia. Welwn ni chi mewn blwyddyn.'*

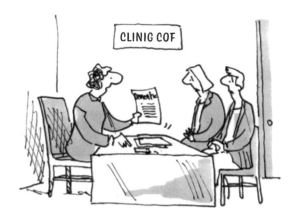

Fe wnes i sylweddoli fod angen i fi ofyn am gyngor proffesiynol, ac yn y pen draw, dyma ni'n cael diagnosis ffurfiol. Clefyd Alzheimer oedd ar Emma, ond prin oedd y cymorth y cawson ni ei gynnig.

Roedden ni ar ein pennau ein hunain heb fawr ddim gwybodaeth, help nac arweiniad. Roedd o'n brofiad brawychus iawn.

*'Wnei di ddim fy rhoi i mewn cartref gofal, na wnei?'*

*'Wrth gwrs wna i ddim.'*

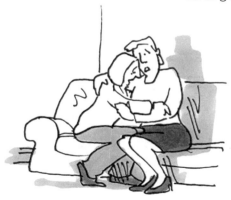

*'Os oes clefyd Alzheimer ar Emma, dwi'n awgrymu'n gryf eich bod chi'n cael atwrneiaeth. Mae hyn yn golygu y gallwch chi weithredu ar ei rhan, os oes angen.'*

*'Do'n i ddim wedi ystyried hynny hyd yn oed, diolch.'*

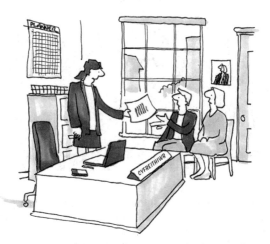

Gan nad oedd unrhyw arweiniad ar gael, dyma ni'n gofyn am gyngor gan gyfreithiwr.

Roedd yn rhaid i ni ddysgu gan ffrindiau ac elusennau fod gan Emma hawl i lwfans gweini. Ro'n i'n gwybod o brofiad, oherwydd bod gen i arian wedi'i gynilo, na fyddwn i'n cael lwfans gofalwr.

*'Mae mor annheg! Dwi wedi gweithio a thalu trethi a chynilo gydol fy oes!'*

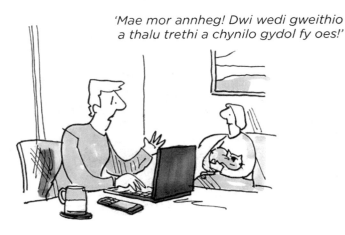

*'Dwi eisiau rhannu beth sydd wedi'n helpu ni ac wedi gwneud gwahaniaeth.'*

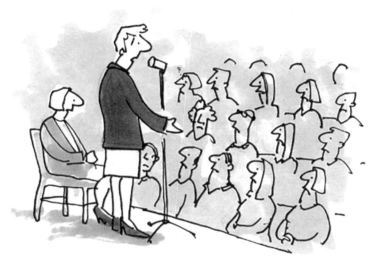

Fe gawson ni'n rhoi mewn cysylltiad ag elusen dementia a chael cais i siarad am ein profiad mewn cynhadledd ar ddementia. Roedden ni'n teimlo'n rhan o rywbeth. Doedden ni ddim ar ein pennau ein hunain.

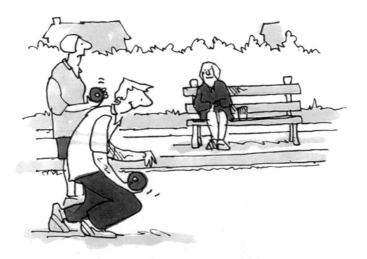

Fe gawson ni amser da gyda'n gilydd ac roedden ni'n agos iawn o hyd. Dwi'n mwynhau chwarae bowls, ac fe fyddai Emma yn dod i wylio a chefnogi.

Yn aml, fe fydden ni'n mynd i ymweld â'r defaid yn y caeau ger ein cartref, profiad hamddenol, braf i ni'n dwy.

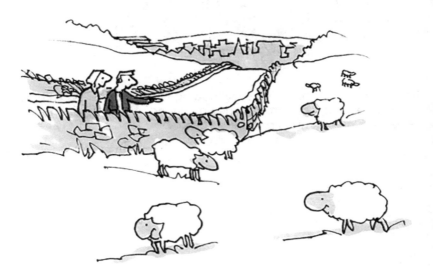

'O Alexa, lle mae Penny?'

'Mae Penny wedi mynd i'r siop. Fe fydd hi'n ôl mewn deg munud.'

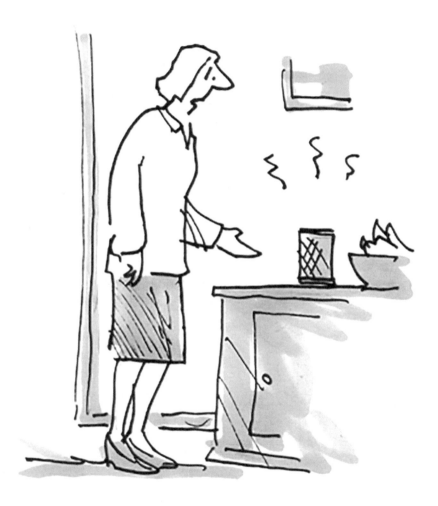

Fe wnaethon ni gysylltu Alexa i roi tawelwch meddwl i Emma os oeddwn i'n gorfod mynd allan o'r tŷ am ryw reswm.

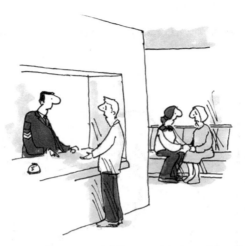

Un noson, fe wnaeth Emma ddiflannu. Ymhen hir a hwyr, dyma fi'n dod o hyd iddi yng ngorsaf yr heddlu. Roedd hi wedi sôn wrthyn nhw am brofiad gwael o'r gorffennol fel petai'n digwydd iddi nawr. Fe wnes i esbonio'r sefyllfa ac roedden nhw'n llawn cydymdeimlad.

Fe wnaethon ni osod pad synhwyro wrth y drws ffrynt fel 'mod i'n gwybod os oedd Emma'n penderfynu mynd allan. Roedd yn rhaid dechrau cymryd gofal arbennig bellach.

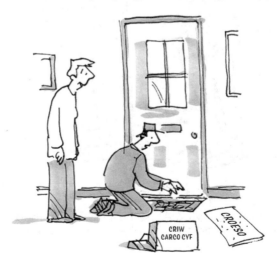

'O, sbia, gawn ni fynd fanna cyn bo hir?''

'Gobeithio. Fe ddylen ni. Yn dylen?'

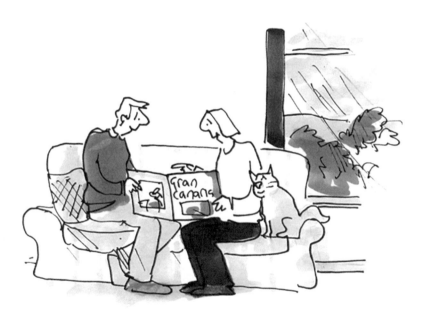

Ond rydyn ni wedi penderfynu bod angen i ni fod yn ôl yn Gran
Canaria. Rydyn ni'n colli'r lle cymaint – yr hinsawdd, ein
ffrindiau, popeth, a dweud y gwir ...

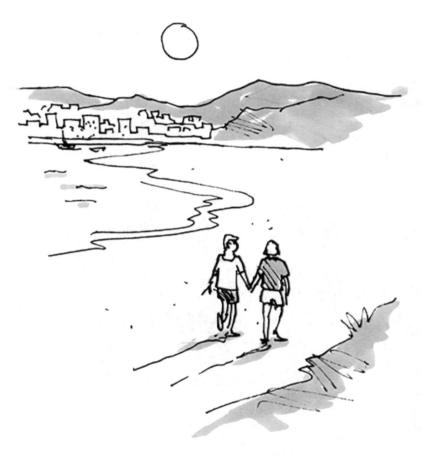

Fe awn ni 'nôl. Fe gawn ni fod efo'n gilydd, yn y lle sydd mor agos at ein calonnau, y lle sy'n ein gwneud ni mor hapus.

# Stori Maya a Meera

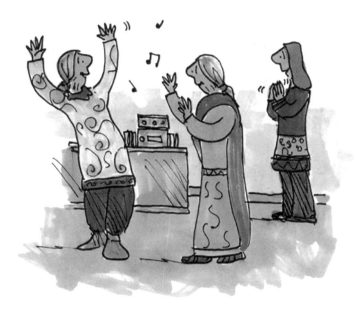

Roedd byw yn bell i ffwrdd yn gwneud pethau'n anodd rhwng
Maya a'i mam, felly symudodd Meera i mewn gyda'r teulu.

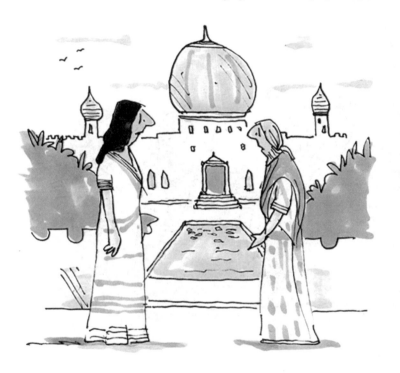

'Lle ydyn ni? Pam ydyn ni yma?'

Ar daith i India, sylwodd fy chwaer ar wahaniaeth yn Mam.
Roedd hi'n ddryslyd, yn ffwndrus ac yn anghofus iawn.

'Mam, beth wyt ti'n ei wneud? Rydyn ni wedi trefnu bwrdd – rydyn ni'n mynd â ti allan am swper!'

'O, ydych chi? Mae'n rhaid 'mod i wedi anghofio. Dwi wrthi'n gwneud swper nawr.'

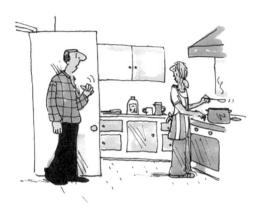

Yn ôl gartref yn Llundain, roedd Mam yn byw ar ei phen ei hun. Roedd fy mrodyr yn galw heibio'n aml. Roedden nhw hefyd wedi sylwi ar wahaniaeth mawr ynddi.

Roedd fy mrawd mor bryderus nes iddo fynd â hi at y meddyg, a dyma hi'n ei rhoi mewn cyswllt â'r gwasanaethau cymdeithasol ar unwaith.

'O, helô, Dr Harper sydd yma ... '

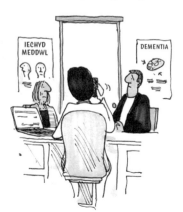

*'Dyma ni, paned neis o de i chi.'*

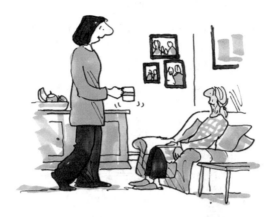

Daeth menyw i eistedd gyda Mam, i sgwrsio a chadw cwmni iddi. Roedd gan fy mrodyr fywydau prysur ac roedd hi'n anodd bod yno gymaint ag yr hoffen nhw.

Fe gafodd Mam ddiagnosis o ddementia. Roedd hi'n amlwg yn fregus. Roedd yn rhaid gwneud rhywbeth.

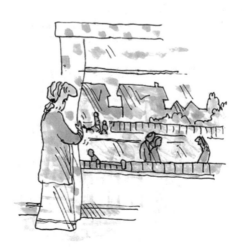

'Wel, Mam, dyma dy ystafell di. Wyt ti'n ei hoffi hi?'

'Nid fy ystafell i ydy hon!'

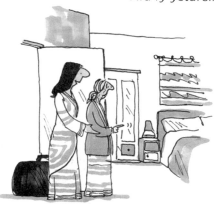

Fe wnaethon ni gytuno, pan fyddai hi'n dod i'r gogledd ar gyfer achlysur teuluol, y byddai hi'n aros gyda ni yn lle mynd yn ôl.

Roedd yn anodd ar y dechrau, ond fe wnaethon ni lwyddo i greu rhyw fath o rwtîn. Roedd fy ngŵr clyfar wedi ymchwilio i'r holl fudd-daliadau a lwfansau a oedd yn ddyledus i ni. Doedd hi ddim yn hawdd cael gafael ar wybodaeth gan yr awdurdodau.

'Ti'n gweld, dyma rywbeth arall na wnaethon nhw sôn amdano.'

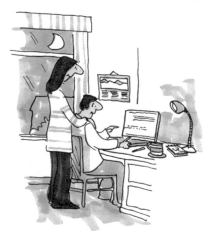

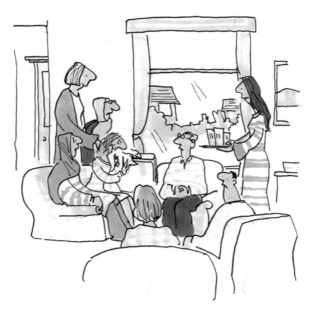

Fe gawson ni ein cyflwyno i grŵp dementia lleol gwych. Roedd Mam wrth ei bodd, yn llawn bywyd ac yn sgwrsio ag unrhyw un a oedd yn fodlon gwrando.

Roedd hi'n hoff iawn o ganu a dawnsio.

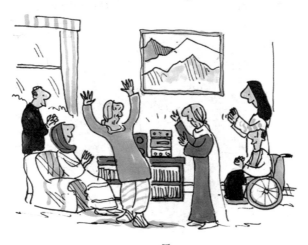

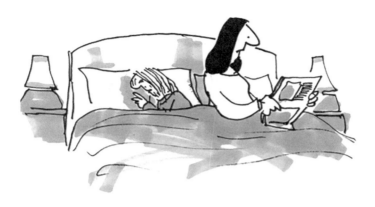

Ond roedd 'na lawer o heriau. Roedd hi'n dychmygu ei bod hi'n gweld pobl yn ei hystafell. Dim ond pan fyddwn i'n cysgu yno gyda hi y byddai hi'n gysurus ac y gallai gysgu.

Fe fyddai hi'n cuddio pethau fel arian, beiros, gemwaith ... fe wnes i ddod o hyd i'w modrwy werthfawr o dan y gwely. Fe wnes i ei chadw hi'n ddiogel, ond wnaeth hi byth ofyn amdani.

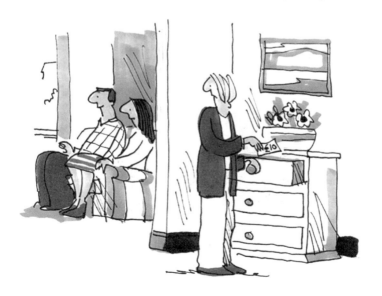

*'Alla i ddim gwneud hyn! Sut mae gwneud hyn?!'*

*'Mi wnawn ni chwilio am rywbeth arall i ti ei wisgo, Mam.'*

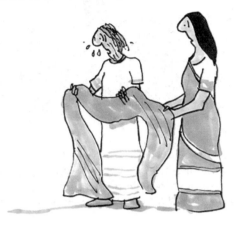

Roedd gwisgo sari'n mynd yn rhy anodd i Mam, ac roedd hynny'n peri gofid iddi. Fe wnaethon ni benderfynu y byddai dillad bob dydd yn llai o straen.

Wrth i'r dementia waethygu, fe wnaeth hi stopio siarad Saesneg. Fe anghofiodd sut i siarad yr iaith a'i deall.

'તમે વદિશી ભાષા કેમ બોલો છો?'*

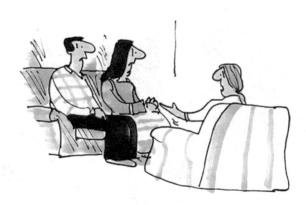

*'Pam wyt ti'n siarad iaith dramor?'

ઓહ મમ, આવો અને મારી સાથે બેસો.'*

મારે જવું છે, મને જવા દો!'**

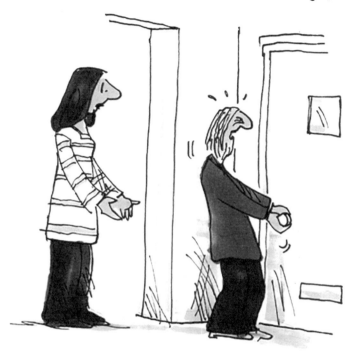

Weithiau, byddai'n sefyll wrth y drws, yn curo arno ac yn
crio ei bod eisiau mynd adref. Roedd yn dorcalonnus a
byddwn yn fy nagrau.

*'O Mam, dere i eistedd gyda fi.'

**'Dwi eisiau mynd ... gad lonydd i fi!'

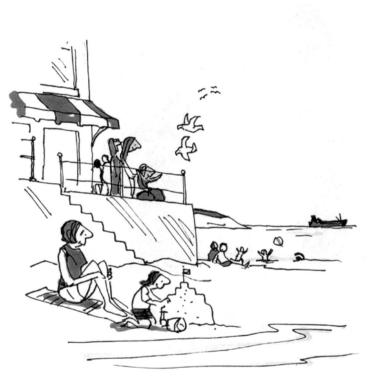

Roedd hi wrth ei bodd yn teithio i gefn gwlad ac i lan y môr.

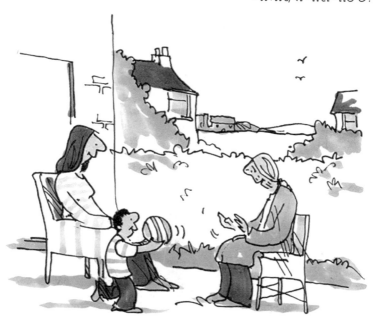

આભાર, તે મારા માટે છે?'*

Roedd ymweliadau gan ei gor-ŵyr yn codi ei chalon. Roedd yn gwneud iddi wenu, er bod angen i ni wneud yn siŵr nad oedd yn blino gormod arni hi.

*'Diolch yn fawr, i fi mae honna?'

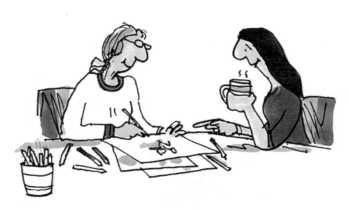

Roedd Mam wrth ei bodd yn peintio a lliwio.
Byddai'n rhoi tawelwch a rhyddid iddi ac yn ei swyno'n llwyr.
Roedd hynna'n braf.

Dwi'n trysori ei darluniau. Mam ydyn nhw. Ei hysbryd hi.
Fyddan nhw gen i am byth.

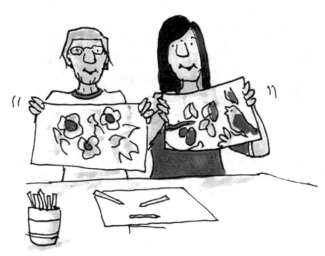

*'Gwych, Mam.'

# Stori Cuthy a Roopwati

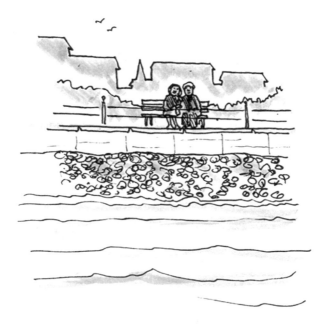

Mae Roopwati yn cymryd rôl weithredol ac mae wedi bod yn allweddol wrth helpu i wneud ei chymuned yn fwy hygyrch i bobl â dementia. Mae Cuthy yn grymuso ac yn cefnogi Roopwati tra'n byw gyda chyflwr corfforol parhaus.

'Oi! Beth wyt ti'n ei wneud yma?'

'Iawn, iawn, dwi'n mynd.'

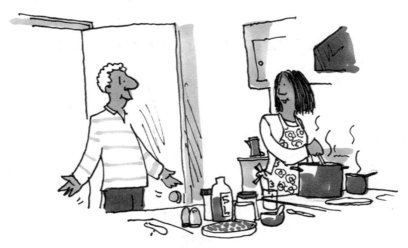

Er fy 'mod i'n gogydd, Roopwati oedd â gofal y gegin gartref. Doeddwn i ddim yn cael mynd i mewn.

Diolch i ddylanwad ei gwreiddiau yn Guyana, roedd hi'n gogydd gwych.

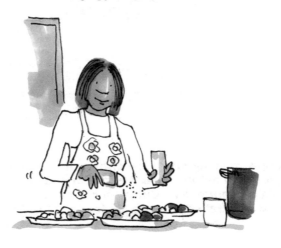

*'Mae o'n edrych ac yn arogli'n wych, Roopwati!'*

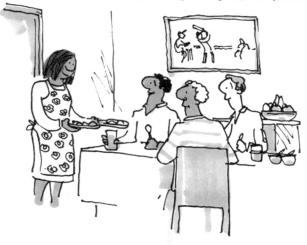

Yn benodol, roedd fy nghyd-chwaraewyr criced wedi mwynhau sawl gwledd.

Yna newidiodd pethau, ac fe ddes i'n brif gogydd, gyda fy nylanwadau i o Jamaica.

*'Wnei di blicio'r tatws?'*

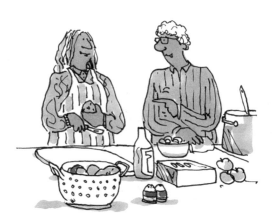

'Moron nesa?'

'Iawn.'

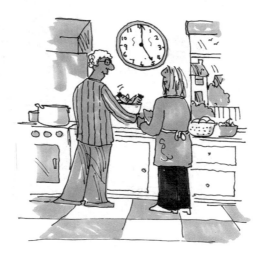

Weithiau, roedd gwneud tasgau bob dydd yn eu trefn yn anodd iddi, ond roedd hi'n bwysig ei bod hi'n cymryd rhan.

Roedd profion a sganiau wedi dangos bod ganddi ddementia fasgwlaidd.

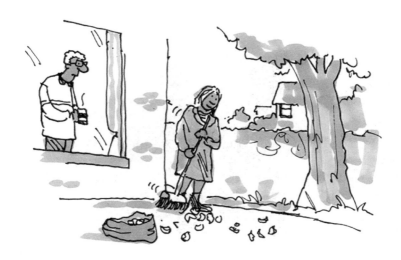

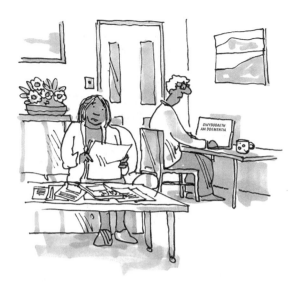

Roedd cymaint o wybodaeth; roedden ni wedi ein llethu.

Fe ges i gynnig cwrs ar gyfer gofalwyr dementia ac fe
wnes i ddysgu cymaint am gynllunio ymlaen llaw,
byw o ddydd i ddydd a hawliau.

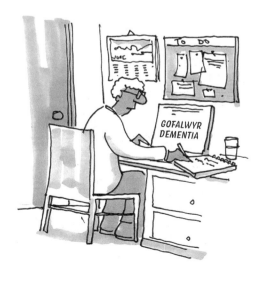

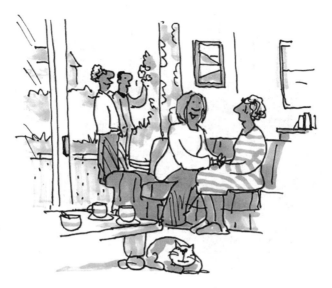

Mewn ffordd, roedden ni'n gwybod beth fyddai'n digwydd.
Roedden ni'n ymweld yn aml â dau ffrind oedd wedi bod yn
byw gyda dementia.

Cafodd Roopwati gynnig meddyginiaeth ac er na fydd y
dementia yn diflannu, mae'n helpu gyda rhai o'r symptomau.

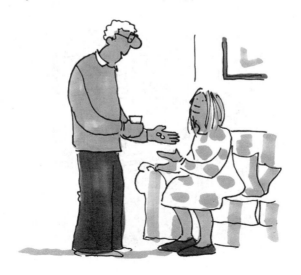

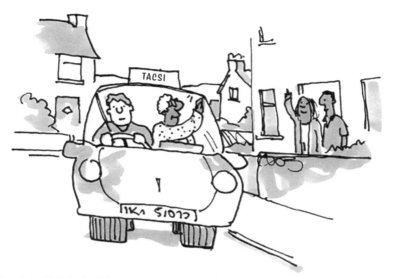

Dydy'r ffaith fod fy arennau i'n methu ddim yn helpu pethau.

Dwi'n cael dialysis dair gwaith yr wythnos.
Mae'n rhan o fy rwtîn i.

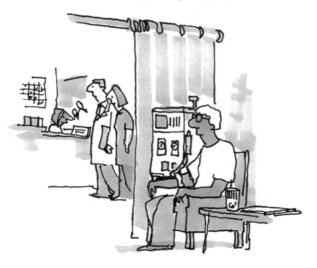

*'Haia, dwi gartre.'*

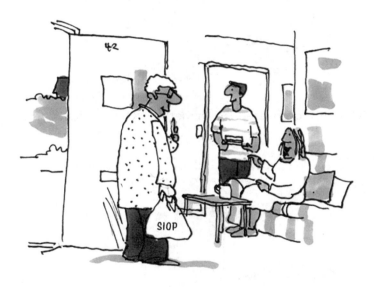

Yna dwi'n mynd yn ôl at Roopwati.

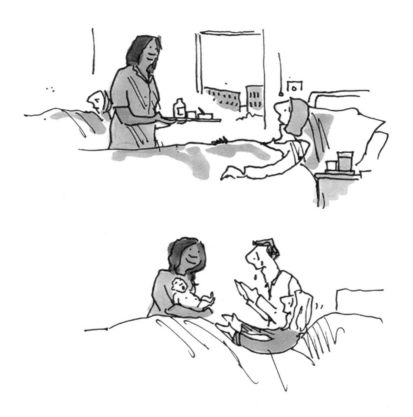

Roedd hi'n nyrs ac yn fydwraig, bob amser yn gofalu am bobl eraill.

*'A dyma fi yn fy nillad nyrsio ...'*

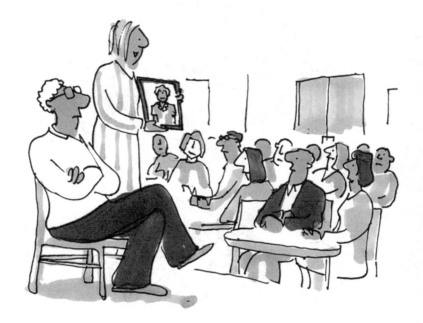

Rydyn ni'n dîm. Dwi'n hanesydd lleyg, yn arbenigo mewn hanes pobl ddu. Dwi'n rhoi sgyrsiau ac yn cymryd rhan mewn gwahanol brosiectau i hybu ymwybyddiaeth. Mae Roopwati yn dod gyda fi ac yn sôn am ei gyrfa nyrsio, ei hangerdd am ofal a dod i Loegr pan oedd hi'n ddeunaw oed. Mae ei chof hirdymor yn dda iawn.

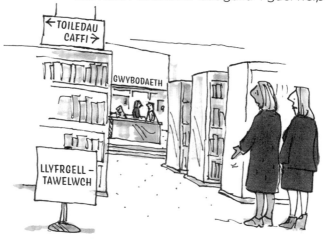

'Ble mae'r toiledau? Sut galla' i gael help?'

Cafodd Roopwati wahoddiad i chwarae rhan weithredol yn helpu ein cymuned i ddod yn hygyrch i bobl â dementia.

Mae arwyddion clir yn hanfodol bwysig.

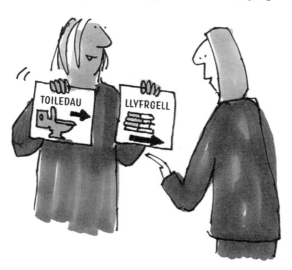

*'Beth yw hwn?'*

*'Mat llawr, Roopwati.'*

*'O, roeddwn i'n meddwl mai dŵr oedd o.'*

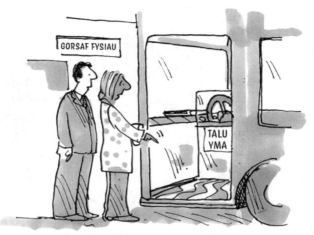

Roedd hi'n helpu gyda thrafnidiaeth gyhoeddus hefyd. Mae mynd o A i B yn gallu bod yn anodd ac yn frawychus iawn os oes gennych chi ddementia.

Dydy Roopwati ddim yn ofni mynegi ei barn chwaith.

*'Mae hyn mor ddryslyd. Dwi ddim yn gwybod lle i ddechrau ... '*

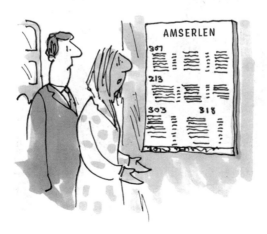

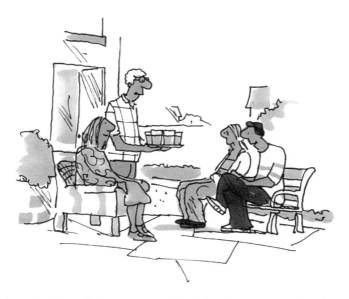

Dydyn ni ddim eisiau creu trafferth i neb, ac mae ein plant yn helpu pan fedran nhw, wrth gwrs.

Rydyn ni'n mwynhau ein hamser gyda'n gilydd, ond rydyn ni'n gwybod bod help ar gael pan fydd arnom ni ei angen.

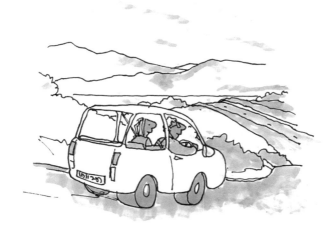

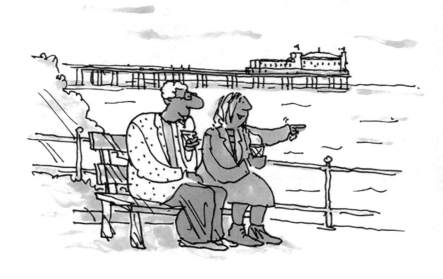

Dydy Roopwati ddim yn gallu cerdded mor bell mwyach, ond rydyn ni wrth ein bodd yn eistedd ger y pier yn bwyta ein hufen iâ, yn ddedwydd yng nghwmni ein gilydd.

# Stori Sienna

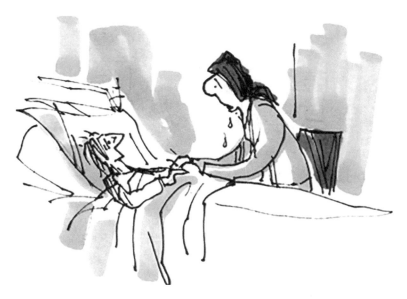

Roedd Sienna wedi gweithio mewn cartrefi gofal yn y
gorffennol ond ar ôl marwolaeth ei Mam-gu, a oedd yn byw
gyda dementia, roedd hi eisiau rhoi rhywbeth yn ôl i'r
gymuned a gwneud gwahaniaeth ystyrlon.

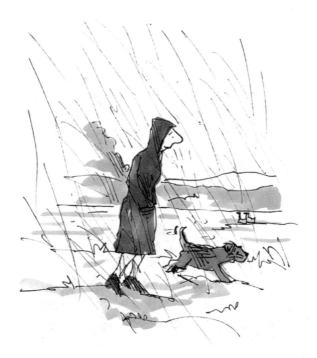

Ar ôl cryn dipyn o feddwl am y peth, fe wnes i benderfynu dilyn fy nghalon a dechrau gweithio gyda theuluoedd sy'n byw gyda dementia, yn eu cartrefi.

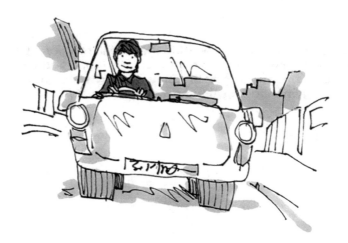

*'Mae e wedi bod yn aros amdanoch chi.'*

*'Shwmae Roy, braf eich gweld chi.'*

*'Shwmae.'*

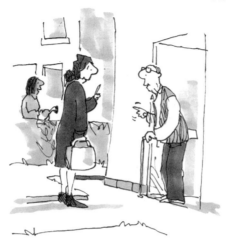

Mae Roy yn ddyn caredig, addfwyn. Does ganddo ddim teulu ac mae'n byw ar ei ben ei hun. Mae ganddo ddementia fasgwlaidd.

Mae'n edrych ymlaen at fy ymweliadau.

*'Ha ha, pan dwi'n eich gweld chi, dwi wastad yn cael fy atgoffa i fwydo'r pysgod.'*

*'Da iawn. Dwi'n mynd i wneud paned.'*

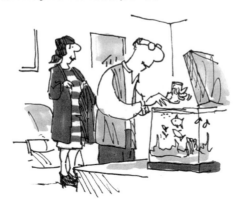

*'Gawn ni eistedd yn yr ardd, Roy? Mae'n ddiwrnod hyfryd.'*

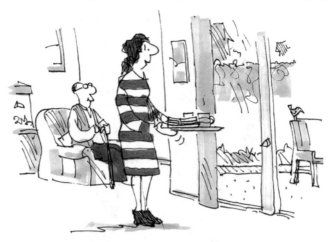

Mae sgwrs dda bob amser yn rhan o unrhyw ymweliad, yn enwedig pan fydda i'n dod â'i hoff gacen.

*'Mae gwrando ar yr adar yn fy ngwneud i'n hapus.'*

*'A fi.'*

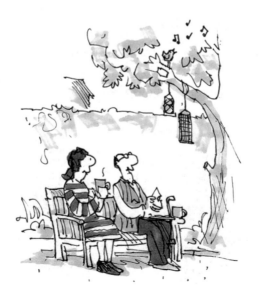

*'Fe fydd e'n iawn, peidiwch â becso. Dwi bob amser yn cadw llygad i weld shwt ma fe.'*

*'Diolch yn fawr iawn.'*

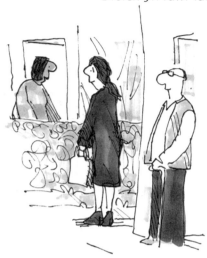

Mae ei gymdoges hyfryd yn cadw llygad arno.

Tŷ Julia a Tim sydd nesa, lle dwi'n cael fy nghyfarch gan eu plant, Bob a Jas. Mae gan Julia ddementia cynnar, a chafodd ddiagnosis pan oedd hi'n 42 oed.

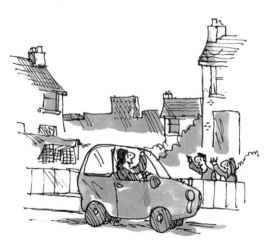

*'Mae'r lliw yna'n dy siwto di, Mami.'*

*'Ydy, cariad, dyma fy hoff liw i.'*

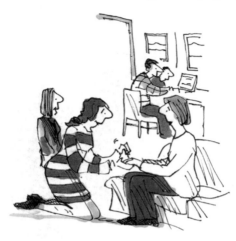

Mae Julia bellach yng nghanol ei phedwardegau.
Mae Tim yn gofalu amdani gyda'r plant.

Mae Tim a finnau bob tro'n cael sgwrs fach er mwyn i fi weld sut
maen nhw i gyd yn ymdopi. Mae e'n gweithio o gartref, sy'n gallu
bod yn anodd. Yn ffodus, mae ei gyflogwr yn llawn
cydymdeimlad.

*'Mae'n mynd yn anoddach i'r plant, ond maen nhw'n
gwneud eu gorau.'*

*'Hoffet ti i fi gael sgwrs gyda nhw?'*

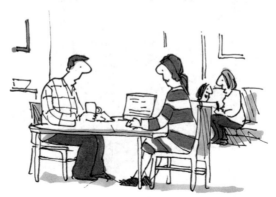

'Bob a Jas, alla i gael sgwrs am ddementia eich mam?'

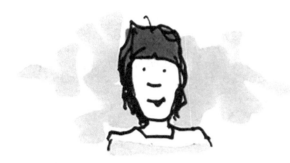

'Mae Molly yn yr ysgol yn dweud y bydd Mami'n anghofio fy enw.'

'Doedd hi ddim yn gallu dod o hyd i'r ystafell ymolchi ddoe.
Roedd yn rhaid i fi fynd â hi yno.'

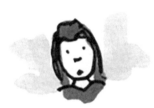 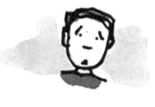

'... ac mae Billy Hill yn dweud taw esgus mai hi achos mai dim
ond hen bobl sy'n cael dementia.'

'Mae hi'n dweud yr un pethau dro ar ôl tro.'

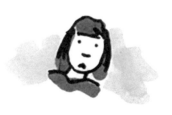 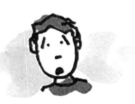

'Mae dementia yn effeithio ar y ffordd mae pobl yn meddwl, yn siarad ac yn ymddwyn. Mae unrhyw un yn gallu cael dementia, nid dim ond pobl hŷn. Mae gan eich mam ddementia cynnar, sydd ddim mor gyffredin. Efallai y galla' i ddod i'r ysgol rhywbryd i siarad â'r plant a'r athrawon i'w helpu i ddeall mwy amdano? Mae'n bosib y bydd Mami yn anghofio'ch enwau chi, ond fydd hi ddim yn anghofio sut roeddech chi'n gwneud iddi deimlo. Mae'n eich caru chi'ch dau yn fawr iawn.'

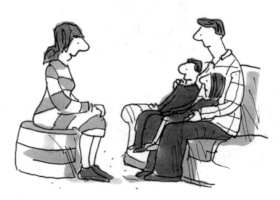

'Yr hyn sy'n digwydd gyda phobl sy'n byw gyda dementia yw eu bod nhw'n anghofio beth maen nhw wedi'i ddweud, a dyna pam mae Mam yn dweud yr un peth sawl gwaith. Dydy ei hymennydd hi ddim yn sylweddoli ei bod hi wedi ei ddweud e'n barod. Dyna pam y gwnaeth Mami anghofio lle'r oedd yr ystafell ymolchi ddoe. Mae arni hi eich angen chi – ei chynorthwywyr bach hi. Beth am i un ohonoch chi dynnu llun o doiled a'i osod ar y drws? Fe fydd hynny'n help iddi gofio lle mae e.'

'A! 'Co fe.'

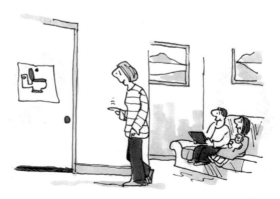

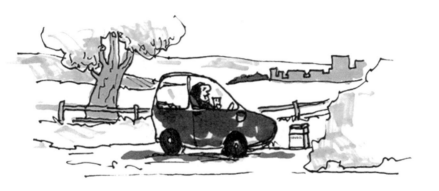

Dwi bob amser yn gwneud yn siŵr fy 'mod i'n cael egwyl yn ystod y dydd.

*'Haia.'*

*'Haia, Sienna.'*

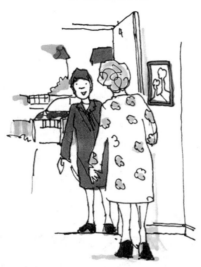

Tŷ Miriam a Jacob yw ymweliad olaf y dydd. Mae clefyd Alzheimer a sglerosis ymledol ar Jacob, ac mae'n tynnu at ddiwedd ei oes.

Mae Jacob eisiau marw gartref. Mae Miriam eisiau parchu ei ddymuniad a dwi yma i helpu gyda hynny.

*'Iawn, dwi'n mynd i siopa a chwrdd â'm chwiorydd am goffi.'*

*'Gwych, fyddwn ni'n iawn. Wela i chi wedyn.'*

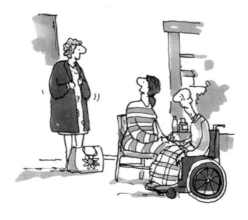

*'Rwyt ti'n blentyn y bydysawd, dim llai na'r coed a'r sêr;*
*mae gen ti hawl i fod yma ... '*

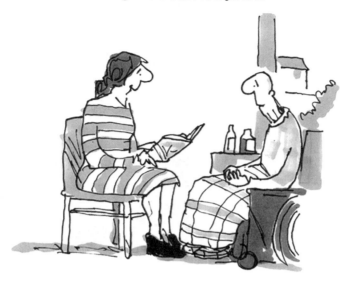

Mae wrth ei fodd pan fydda i'n darllen barddoniaeth, ac mae
'Desiderata' yn un o'i ffefrynnau.

Mae hefyd yn caru roc a rôl ac mae'n bywiogi drwyddo pan fydda
i'n chwarae cerddoriaeth iddo.

*'W-hwww!!'*

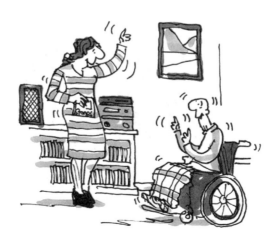

*'Wela i chi mewn deuddydd, Jacob.'*

*'Diolch i ti am fod yma i ni, Sienna.'*

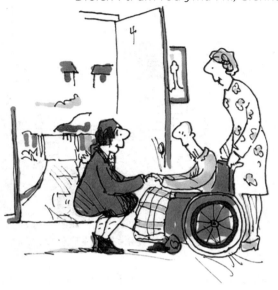

Roedd Mam-gu wastad yn dweud bod rhoi yn gwneud iddi wenu y tu mewn. Dwi'n gwybod yn union beth oedd ganddi, achos dwi'n cael teimlad cynnes y tu mewn i fi. Dwi wedi dod o hyd i bwrpas mewn bywyd.

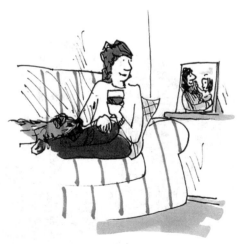

# Stori Bethan, Anwen a Tomos

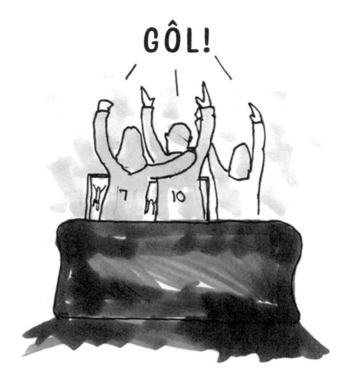

**Cafodd Tomos ddiagnosis o ddementia cynnar yn 58 oed.**

**Roedd Tomos a Bethan yn gweithio'n amser llawn. Doedd Tomos ddim yn hapus gyda'r syniad o ofalwyr yn galw, felly dilynodd Bethan lwybr gwahanol.**

*'Wyt ti'n iawn? Oes 'na rywbeth yn bod?'*

*'Na, dim byd, dim byd … gad lonydd i fi, iawn?!'*

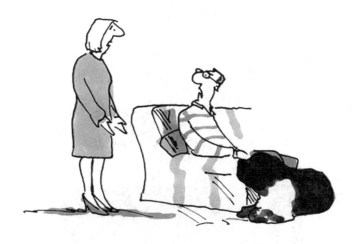

Roedd Tomos yn newid. Roedd yn oriog ac yn ddrwg ei hwyliau. Doedd o ddim yn fo'i hun o gwbl.

*'Dydy'r rota yma wnaethoch chi ddim yn gwneud unrhyw synnwyr. Mae'n drysu pawb.'*

*'Wel, gwnewch un eich hun os ydych chi'n meddwl y gallwch chi wneud yn well!'*

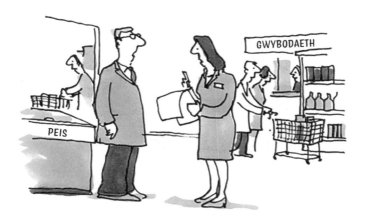

Roedd pethau'n anodd iddo yn y gwaith hefyd.

Doedd ganddyn nhw ddim amynedd gyda Tomos. Roedd pethau mor ddrwg, ar un adeg, nes i gwsmer gwyno am y cerydd uchel a gafodd.

*'Sawl gwaith mae'n rhaid dweud? Ydych chi'n dwp?'*

*'Mae'n ddrwg gen i, mae'n wir ddrwg gen i!'*

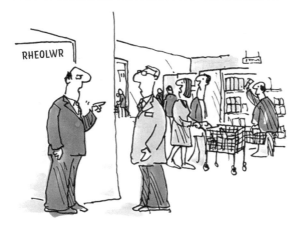

'Beth wyt ti'n ei wneud?'

'Dwi'n mynd allan. Dwi wedi dweud wrthot ti.'

'Naddo ddim, ti'n dweud celwydd!'

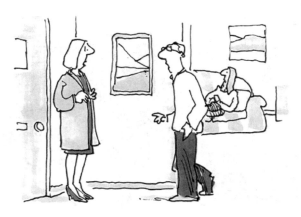

Roedd yn gas ganddo fy ngweld i'n mynd allan i unrhyw le.

Roedd dim ond picio i weld ffrindiau yn creu gymaint o straen.

'Paid â phoeni, fydda i ddim yn hir, dwi'n addo.'

'Dydw i ddim eisiau i ti fynd ... plis!'

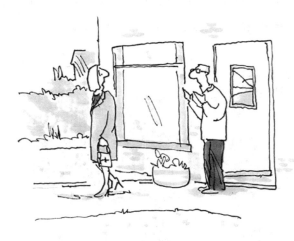

*'Nos da ... '*

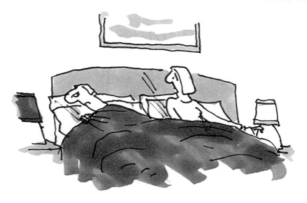

Doedd dim agosatrwydd corfforol mwyach.

Weithiau, byddai'n deffro mewn panig, ddim yn gwybod ble roedd o.

*'Lle ydw i? Lle ydy fan hyn?!'*

*'Mi wyt ti gartref. Mae'n iawn, rwyt ti'n saff.'*

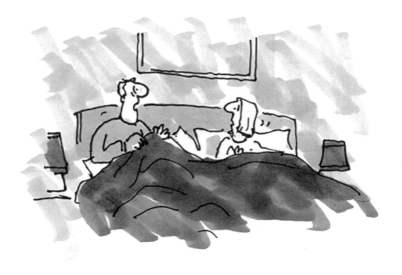

*'Wyt ti'n iawn, Mam?'*

*'Na, dydw i ddim. Dwi ddim yn gwybod beth i'w wneud. Mae 'na rywbeth o'i le. Dwi'n teimlo nad yw dy dad am fod efo fi.'*

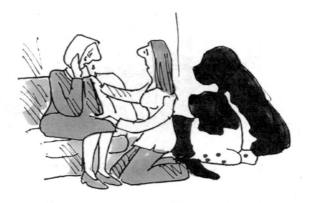

Roedd pethau'n anodd, a finnau'n teimlo'n flinedig ac wedi fy llethu'n emosiynol. Roedd ein merch Anwen wedi sylwi.

Dechreuodd Tomos gael profion, ond doedd dim byd i'w weld ar y sganiau.

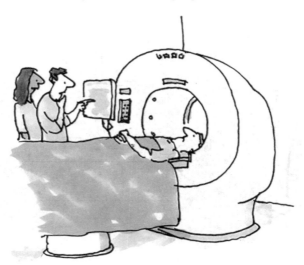

*'Gawn ni fynd, plis? Dydw i ddim eisiau bod yma.
Pam ydyn ni yma?'*

*'Mae'n iawn. Mi fydd popeth yn iawn.'*

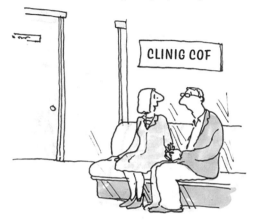

Mi aethon ni i'r clinig cof, ond roedd o mor bryderus
ac eisiau gadael.

Roedd yn amlwg fod Tomos yn cael trafferth gyda'i gof.
Un prawf oedd tynnu llun cylch. Doedd o ddim yn gallu
gwneud hynny.

*'Dydw i ddim yn siŵr. Mae hyn yn anodd ...'*

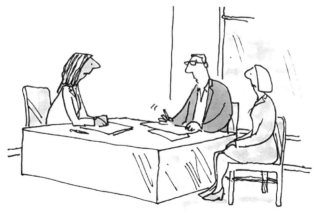

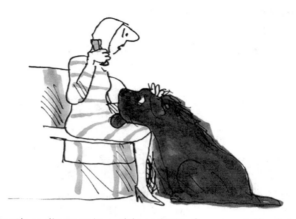

Pan ddaeth y diagnosis o ddementia, fe wnes i ffonio'r plant, Alys ac yna Anwen, a oedd ar ei gwyliau, yn aros gyda'i brawd Twm yn Awstralia.

Ar y pryd, roeddwn i'n gweithio'n amser llawn, felly roedd yn rhaid cael gofalwyr i ddod i'r tŷ. Roedd Tomos yn derbyn hynny i ddechrau, ond wrth iddo ddirywio, roedd eu cael nhw yno yn tarfu arno.

*'Iawn, Tomos, amser am fàth cynnes braf.'*

*'Ewch o'ma! Dwi ddim eisiau bàth!'*

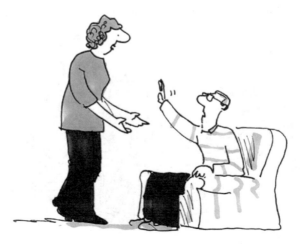

*'Dydy o ddim yn ymateb i fi. Y cyfan mae o eisiau ydy cael ei
deulu o'i gwmpas, mae'n ddrwg gen i.'*

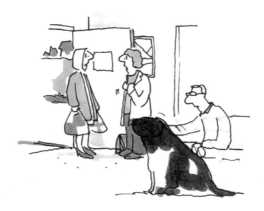

Doedd cael gofalwyr ddim yn gweithio. Roedden nhw'n hyfryd,
ond roedd Tomos yn bryderus iawn.

Er i fi erfyn ar y cyngor i gael bod yn ofalwr amser llawn,
doedden nhw ddim yn fodlon.

*'Does bosib mai hynny sy'n gwneud synnwyr?
Fi ydy'r unig un mae'n ymddiried ynddo.'*

*'Na, mae'n ddrwg gen i, allwn ni ddim cymeradwyo hynny.'*

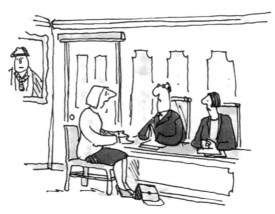

*'Iawn, mae cinio'n barod. Hei, symuda, gi!'*

*'Go dda, dwi'n llwgu.'*

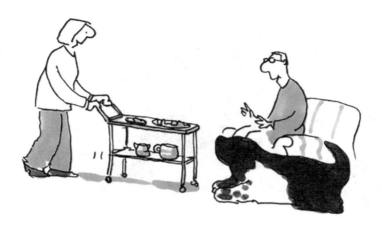

Ond yn y pen draw, dyma'r cyngor yn newid eu meddyliau. Mi wnes i ddod yn ofalwr amser llawn i Tomos ac roedd o'n llawer hapusach.

Mi wnes i ac Anwen ddechrau gwneud ei fywyd mor gyfforddus a diogel â phosib. A dyna sut cafodd Cartref Gofal Gobeithio'r Gorau ei sefydlu!

*'Dowch o 'na United!'*

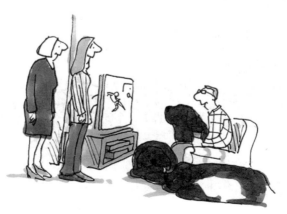

# Rhan 2 o 3 – Anwen

**Penderfynodd Anwen anghofio pob dim am yrfa ar ôl gadael y brifysgol er mwyn helpu ei rhieni gartref.**

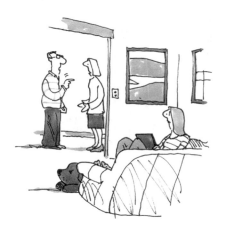

Roeddwn i wedi sylwi ar newid yn Dad. Roedd wedi mynd yn aflonydd, yn anghofus ac yn ynysig iawn. Pan fyddai Mam yn gwneud ei gorau i fynd i'r afael â hyn, byddai'n arwain at ffrae yn amlach na pheidio.

Roedd eu perthynas nhw'n ymddangos o dan straen, a'r ddau ohonyn nhw wedi bod mor agos ... fy ofn mawr i oedd y bydden nhw'n gwahanu.

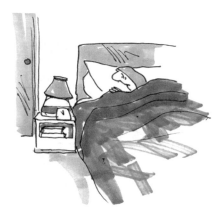

'Mam, dos i'r gwely – ti'n edrych wedi blino'n lân!'

'Diolch. Ydw, mi ydw i.'

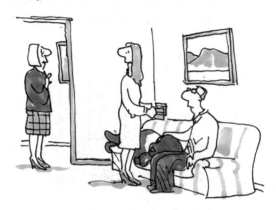

Roedd Dad fel petai'n gwaethygu. Roedd Mam yn gweithio shifftiau nos ac roedd hi wedi ymlâdd. Ar ôl i fi adael y coleg, mi wnes i gymryd swydd ran-amser er mwyn i fi allu helpu.

Byddai Dad yn aml yn dweud pa mor bwysig oedd Mam, hyd yn oed pan oeddwn i'n gofalu amdano.

'Ti'n gwybod na fyddwn i'n gallu byw heb dy fam, yn dwyt?'

'O wir yr, Dad ... dyma dy ginio di.'

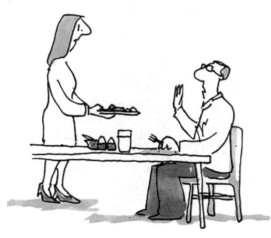

*'Ty'd o 'na, Anwen!'*

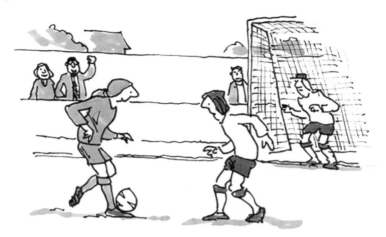

Roeddwn i'n chwarae pêl-droed i safon uchel. Byddai Mam a
Dad yn dod i bob gêm i 'nghefnogi i.

Ond wrth i Dad ddirywio, rhoddodd y gorau i ddod i'r gemau.
Roeddwn i'n gweld ei golli, ond roedd Mam yno bob tro.

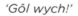

*'Gôl wych!'*

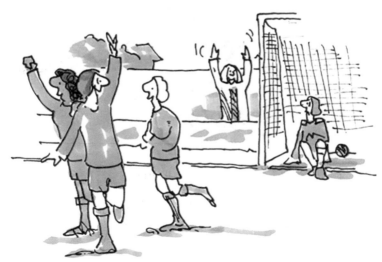

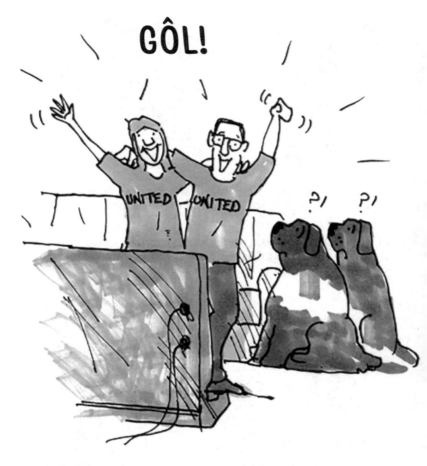

Roedd pêl-droed yn ein clymu ni at ein gilydd ... gwylio United yn ein crysau'r un fath, a rhannu llawenydd a gwewyr bod yn gefnogwr pêl-droed.

*'Haia!'*

*'Helô!'*

*'Shwmae!'*

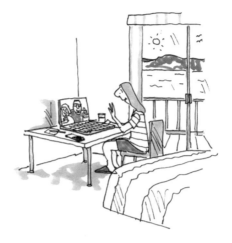

Mi fues i ar drip i Awstralia. Roedd Mam eisiau i fi fyw fy mywyd – roedd hi'n poeni amdana i. Ond roeddwn i'n cysylltu hyd at bedair gwaith y dydd ar FaceTime. Roedd gen i ofn y byddai Dad yn anghofio pwy oeddwn i.

Roeddwn i dal yn Awstralia pan ffoniodd Mam i ddweud fod Dad wedi cael diagnosis o ddementia. Doedd o ddim yn syndod i fi, ond o leiaf roedd wedi ei gadarnhau bellach.

*'O, Mam … cariad mawr a chwtsh anferth i Dad.'*

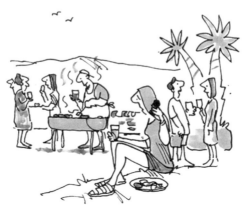

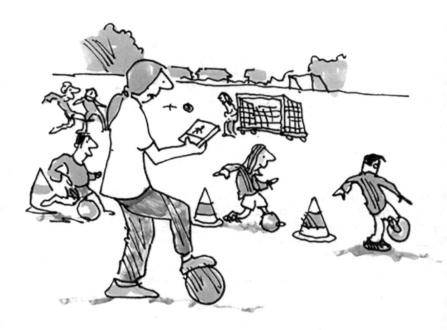

Pan ddes i 'nôl o Awstralia, roeddwn i'n gweithio fel hyfforddwr pêl-droed, ond roedd modd i fi allu cadw golwg ar symudiadau Dad ar ôl i ni osod camerâu o gwmpas y tŷ. Roedd hynny mor ddefnyddiol.

*'Maen nhw wedi cytuno!'*

*'Gwych!'*

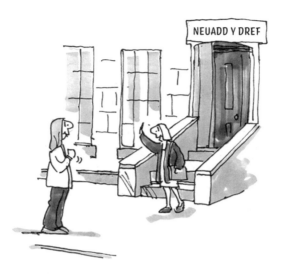

Pan lwyddodd Mam i argyhoeddi'r awdurdodau, ar ôl sawl ymdrech, i'w gwneud hi'n ofalwr cyflogedig amser llawn, daeth tro ar fyd ac roedd bywyd yn well ac yn haws.

Ar ôl cyfnod mor hir, roeddwn i'n teimlo fy 'mod i'n gallu mynd allan i gymdeithasu gyda fy ffrindiau heb boeni'n ormodol.

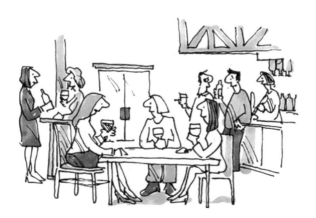

'Dad, dyma Matt. Mae o'n chwarae golff.'

'Wyt ti, 'ngwashi? Ty'd i mewn, i ni gael sgwrs!'

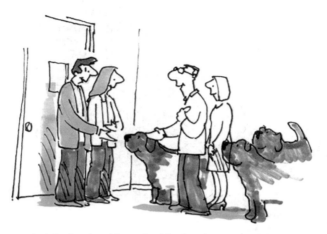

Fe wnes i ddod o hyd i gariad hyfryd, ac roedd Dad yn dod ymlaen ag o o'r cychwyn cyntaf.

Mae Matt yn wych gyda Dad – yn llawn empathi. Roedd o'n deall bod Dad yn gallu ailadrodd yr un cwestiynau dro ar ôl tro.

'Wyt ti'n chwarae golff o gwbl?'

'Ydw, dwi wrth fy modd efo'r gêm.'

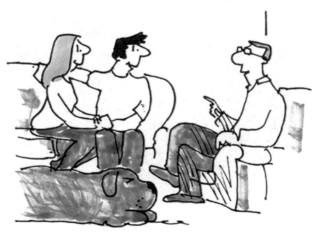

*'Dach chi'n deall na fydda i'n gallu cerdded fy merched i lawr yr eil, byth yn gallu gafael yn fy wyrion ... '*

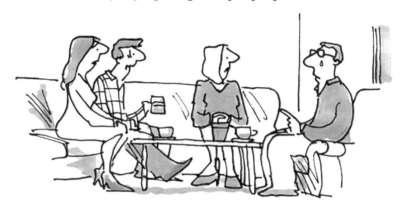

Un noson, roedd Matt, fy chwaer a finnau yn cadw cwmni i Dad. Roedd Mam allan. Roedd yn amlwg yn hel meddyliau, a dyma ei wefusau yn crynu cyn iddo siarad. Llenwodd ei lygaid â dagrau ...

Roedd clywed ei eiriau yn ysgytwol, ac roedden ni i gyd yn dal i feichio crio pan ddaeth Mam yn ei hôl. Roedd y cyfan wedi taro tant.

*'O na, beth sydd wedi digwydd?'*

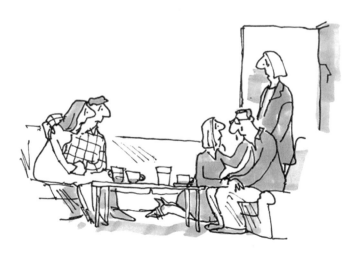

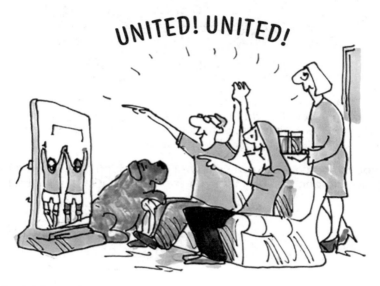

UNITED! UNITED!

Gydol fy ugeiniau, mi fues i'n helpu i ofalu am Dad, ond fyddwn i ddim wedi newid dim. Dwi'n caru Dad ... dyna sy'n bwysig. Rydyn ni'n UNEDIG!

# Rhan 3 o 3 – Bethan, Anwen a Tomos

**Roedd Tomos, Bethan, Anwen a'r teulu yn un tîm 'unedig'.**

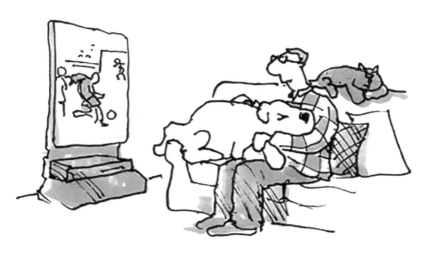

Roedden ni eisiau gwneud i Tomos deimlo mor gyfforddus â phosib – wedi'i amgylchynu gan bethau cyfarwydd, a chariad a gofal, wrth gwrs.

*'Dyma chi, Bethan, mi fydd angen i chi wisgo'r menig hyn.'*
*'Diolch.'*

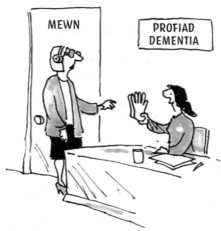

Roedd angen i fi ddeall mwy am ddementia, ac mi ges i gyfle i brofi taith dementia rithwir, a oedd yn ceisio ail-greu'r profiad o fyw gyda dementia.

Roeddwn i'n gwisgo menig, esgidiau bwriadol anghyfforddus, amddiffynwyr clust i bylu sain, a sbectol a oedd yn ystumio'r hyn roeddwn i'n ei weld. Canlyniad hynny oedd bod fy synhwyrau'n cael eu heffeithio, a phan ofynnwyd i fi blygu tywel, roeddwn i'n teimlo'n ddryslyd, yn ofnus ac wedi fy llethu.

*'Mae hyn yn amhosib! Ochenaid ...'*

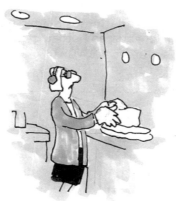

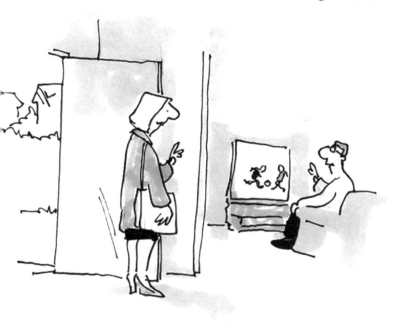

'Helô, dwi'n ôl.'

'Helô! Wnest ti gael amser da?'

Mi helpodd fi i ddeall sut mae pethau i Tomos – sut mae'n gweld, sut mae'n clywed – ac mi wnaeth dirnad sut roedd o'n teimlo wneud gwahaniaeth enfawr i fi. Dwi'n ei argymell i bawb.

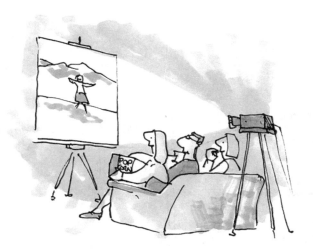

Mi wnaethon ni logi taflunydd. Roedd o wrth ei fodd. Dyma ni'n mwynhau'r profiad sinema cyflawn – popcorn, diodydd ...

Ei ffefryn oedd *Harry Potter*. Mi wnaethon ni wylio'r ffilmiau drosodd a throsodd. Roedd yr elfen ffantasi yn ei swyno'n llwyr.

*'Sbia! Mae o'n hedfan!'*

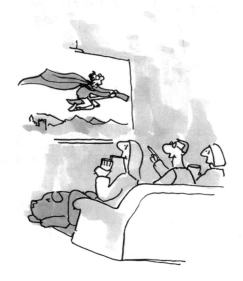

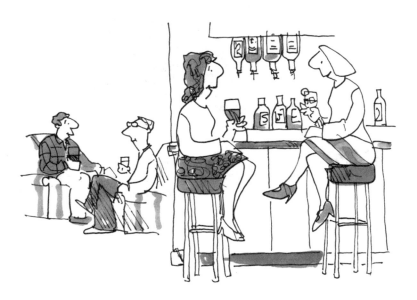

Roedd Tomos yn dal i boeni pan fyddwn i'n mynd allan.
Roedd o'n teimlo'n fregus o wybod nad oeddwn i gartref.
Felly mi wnaethon ni greu bar yn yr ystafell haul, a oedd yn
golygu fy 'mod i'n gallu gwahodd ffrindiau draw. Roedd hi'n
arbennig o hyfryd gweld Alice a James o Ardal y Llynnoedd
yn galw i ymlacio a sgwrsio.

*'Paid â mynd yn rhy agos! Rhag ofn i ti ddisgyn i mewn!'*

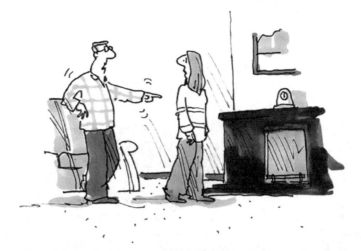

Roedd yn rhaid i ni newid ambell beth. Fel y lle tân o lechen dywyll. Roedd Tomos yn ei weld fel twll du, ac roedd o'n codi ofn arno.

Dyma ni'n ei newid i le tân llachar a oedd yn llosgi coed. Diflannodd ei ofnau ac roedd wrth ei fodd yn gwylio'r fflamau.

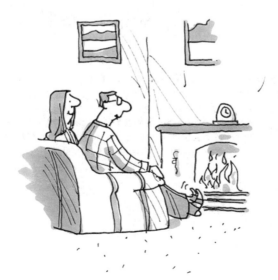

'Tomos, mae'n amser i ti fwyta dy frechdanau sydd yn yr oergell.'

'Diolch, Alexa.'

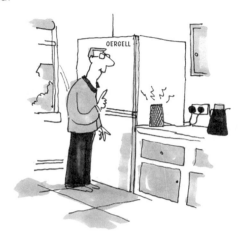

Roedd Alexa yn ddefnyddiol. Mi wnaethon ni drefnu ei bod hi'n annog ac yn atgoffa Tomos os oedden ni allan o'r tŷ.

Ond yn anffodus, wrth i'w ddementia ddatblygu, doedd o ddim yn deall cyfarwyddiadau Alexa.

'Tomos, mae'n amser i ti yfed dy sudd sydd yn yr oergell. Tomos, mae'n amser i ... '

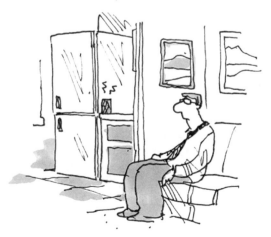

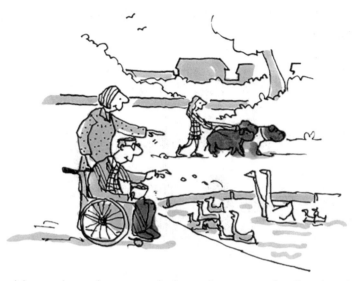

Roedd mynd am dro yn y wlad neu i'r parc yn braf ac yn chwa o awyr iach, er bod angen cadair olwyn ar Tomos ar gyfer teithiau cerdded hirach.

Daeth ein hanifeiliaid anwes yn bwysig. Doedd o erioed wedi bod yn un am anifeiliaid anwes, ond wrth i'w ddementia ddatblygu, roedd o'n cael ei ddenu atyn nhw. Roedd eu cariad diamod yn ei gyffwrdd.

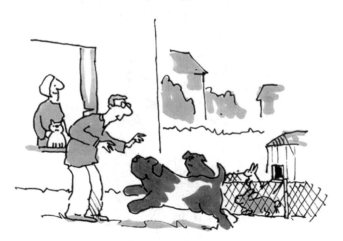

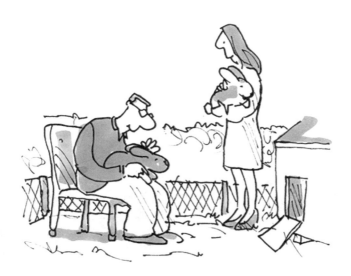

Roedden nhw'n helpu i'w dawelu a'i setlo ... roedd yn hyfryd gweld hynny'n digwydd.

Fel teulu, rydyn ni i gyd yn mynd drwy hyn gyda'n gilydd, yn gofalu am Tomos gyda'r cariad y mae'n ei haeddu.

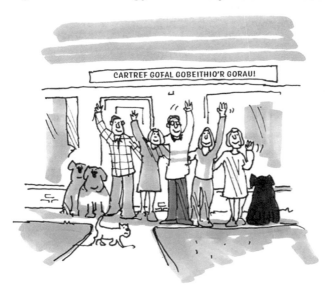

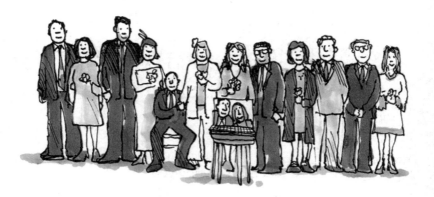

Yn y gorffennol, roedd Tomos wedi gofyn i fi ei briodi, ond roeddwn i wedi dweud ein bod ni'n hapus fel roedden ni. Yna'n ddiweddar, dyma fo'n gofyn eto ... roedd yn teimlo fel yr adeg iawn.

Mi gawson ni seremoni deuluol bersonol berffaith gartref gyda Twm, ein mab, fel gwas priodas Tomos, ar Zoom o Awstralia.

Y diwrnod hwnnw, mi wnes i syrthio mewn cariad â Tomos unwaith eto.

# Myfyrdodau

Rwy'n gobeithio bod straeon fy nghyfeillion annwyl wedi gwneud gwahaniaeth. Mae apêl oesol i'r themâu sy'n gwau drwy eu straeon, ac maen nhw'n seiliedig ar eu perthnasoedd agosaf. Llwyddais i dyrchu o dan yr wyneb a thynnu sylw at y problemau cymhleth sy'n wynebu teuluoedd – y colledion, yr enillion, yr euogrwydd, y cariad a'r gwmnïaeth. Ac er i mi glywed am yr heriau ymarferol a wynebwyd, fel anawsterau llywio drwy'r system fudd-daliadau, fe ges i hefyd fy ysbrydoli gan yr hiwmor sy'n codi er gwaethaf pawb a phopeth a'r llawenydd sydd i'w gael ym myd natur, anifeiliaid anwes, cerddoriaeth a phlant.

Felly beth ydw i wedi'i ddysgu?

Dysgais i am beryglon penio pêl dro ar ôl tro a sut mae'n gallu arwain at y clefyd niwroddirywiol enseffalopathi trawmatig cronig (CTE), sydd yn ei dro'n gallu arwain at ddementia. Mae ymchwil i hyn yn parhau.

Dysgais i sut mae dementia cynnar yn gallu effeithio ar deulu a pha mor hanfodol yw cyfathrebu â phlant. Mae dementia yn effeithio ar fwy na phobl hŷn, a doeddwn i ddim yn gwybod hynny o'r blaen. Mae tua 3.9 miliwn o bobl o dan 65 oed ledled y byd yn byw gyda dementia.

Dysgais i fod cynllunio ymlaen llaw, gan gynnwys cynllunio diwedd oes, yn bwysig i bob un ohonom ni fel y gallwn ni fwrw 'mlaen â'r busnes o fyw.

Yn bersonol, rwy'n arbennig o angerddol dros gymunedau sy'n hygyrch i bobl â dementia. Er mwyn i gymuned fod yn ddementia-gyfeillgar, dylai pobl sy'n byw gyda dementia a'u hanwyliaid bob amser fod yn flaenllaw ac wrth wraidd unrhyw newid. Dydw i ddim yn twyllo fy hun ynghylch pa mor gymhleth y gall dementia fod, ond rwy'n credu'n gryf y daw dealltwriaeth o rannu'r profiad byw. Dyna beth rydyn ni wedi ceisio'i wneud gyda'r llyfr hwn.

Y peth mwyaf rydw i wedi'i ddysgu dros y blynyddoedd yw'r cysylltiad emosiynol rydyn ni'n ei greu pan allwn ni 'fod yn yr ennyd' gyda'n hanwyliaid. Rydw i wedi teimlo hyn, wedi bod yn dyst i hyn, ac i mi dyma yw hanfod cysylltu mewn ffordd ystyrlon sy'n mynd y tu hwnt i eiriau.

Fe hoffwn gydnabod pawb yn y byd dementia i mi eu cyfarfod yn ystod y degawd diwethaf. Rydych chi'n dal i ddysgu rhywbeth i mi bob dydd am yr hyn mae'n ei olygu i fyw gyda dementia. Rydych chi'n fy ngalluogi i ddysgu'n barhaus. Rydych chi hefyd yn fy ysbrydoli'n gyson i barhau i roi cyhoeddusrwydd i'r pwnc a gweithio i wneud gwahaniaeth.

Yn ddiweddar, wrth weithio gyda grŵp o fyfyrwyr meddygol trydedd flwyddyn, fe wnes i wahodd Dory i rannu rhywfaint o'i phrofiad o fyw gyda dementia cynnar, wedi iddi gael diagnosis pan oedd hi'n 59 oed, naw mlynedd ynghynt. Wrth i ni dynnu tua'r terfyn, rhannodd y dyfyniad hwn:

*'Rydyn ni i gyd yn unigryw ac yn brydferth, ond gyda'n gilydd, rydyn ni'n gampwaith.'*

Diolch yn fawr, Dory, am bopeth rwyt ti'n ei wneud.

Gobeithio'n fawr y bydd y llyfr hwn yn eich ysbrydoli i ddysgu mwy am ddementia, beth mae gofalu am ein hanwyliaid a'u cefnogi yn ei olygu, a pha mor unigryw – ond eto pa mor debyg – yw pob profiad personol. Gadewch i ni fyfyrio ar sut gallwn ni chwarae ein rhan gyda'n gilydd ac fel unigolion, gan gofio mai'r pethau bychan sy'n gwneud y gwahaniaeth mwyaf.

**I Tomos a'i deulu hyfryd. Bu farw Tomos yn dawel yn ei gartref wrth i ni dynnu at derfyn y gwaith o ysgrifennu'r llyfr hwn. Diolch yn fawr iawn, Bethan, am rannu eich stori a chaniatáu i mi newid y diwedd i adlewyrchu eich priodas ychydig wythnosau yn unig cyn hynny.**

# Diolchiadau

Hoffwn ddiolch i'r cyfranwyr gwych ac i bawb wnaeth helpu i ddod o hyd iddyn nhw – Pippa Kelly, Sarah Merriman, Rachel Yates-Hoyles, Rachel Niblock, Fran Hamilton a Ripaljeet Kaur.

I Syr Malcolm Walker am y rhagair ac am wneud cymaint o wahaniaeth i ymchwil dementia.

I'm ffrind gwych Debbie Jacka am roi o'i hamser i ddarllen proflenni a hynny ar gymaint o fyr rybudd.

I Jo Earlam, rwyt ti'n dal i wneud gwahaniaeth rhyfeddol i ddementia drwy dy brofiad personol a dy ddewrder aruthrol. Mae ein sgyrsiau dadlennol, yn dy ystafell haul yn rhoi'r byd yn ei le, bob amser yn fy ysbrydoli. Yn aml iawn, rydw i'n teimlo'r awydd i sboncio i'r car wrth adael.

I Colin Bray, am fod yno pan oeddwn i ar fy nhaith. Rwy'n dy ystyried di'n fentor ac yn ffrind eithriadol.

I'r golygydd Andrew McAleer, am ei amynedd a'i oddefgarwch wrth i mi holi fy nghwestiynau chwilfrydig, a'i ymateb pwyllog a pherffaith bob amser – mawr yw fy ngwerthfawrogiad.

I Mam, Dad, fy mab a'm chwaer am eich cefnogaeth ymarferol, eich anogaeth a'ch cariad.

I'm cylch annwyl o ffrindiau sy'n cofleidio fy arferion ecsentrig ac unigryw, ac yn cadw fy nhraed ar y ddaear – rydych chi'n gwybod pwy ydych chi.

I'm cockapoo hyfryd River, sydd wedi treulio oriau lawer yn gorwedd wrth fy ochr neu wrth fy nhraed pan oeddwn i'n creu, gan wneud yn siŵr ei fod yn cael mynd am dro'n rheolaidd ac i nofio yn afon Wysg yn rheolaidd. Allai neb ofyn am gwmni gwell.

I'r bobl a'r teuluoedd sy'n cael eu heffeithio gan ddementia, sy'n dysgu rhyw wers newydd i mi bob dydd.

I bawb sy'n darllen ac yn cael rhyw fudd o'r llyfr.

Ac yn olaf, i Tony Husband a'i ddarluniau anhygoel am ddod â'r gyfrol hon yn fyw. Mae gen ti ddawn unigryw a dihafal. Rwy'n falch iawn i ni gyfarfod pan wnaethon ni.

*'Dydy syllu o waelod y grisiau ddim yn ddigon da – mae'n rhaid i ni eu dringo'*
**Dr Vance Havner**

Diolch o waelod calon i chi i gyd wrth i mi ddal ati i ddringo'r grisiau.

# Adnoddau

Mae rhestr o adnoddau defnyddiol isod, ond dydy hi ddim yn rhestr hollgynhwysfawr o bell ffordd.

**Addysg a Gwella Iechyd Cymru (AaGIC/HEIW)**
www.aagic.gig.cymru

**Age Cymru**
Gwasanaeth Eiriolaeth Dementia.
www.ageuk.org.uk/cymraeg/age-cymru/ein-gwaith/eiriolaeth/
eiriolaeth-dementia/

**Alzheimer's Research UK**
Chwilio am driniaeth ar gyfer y clefydau sy'n achosi dementia.
www.alzheimersresearchuk.org

**Alzheimer's Society**
Mae dementia yn effeithio ar bobl yn wahanol. Dysgwch sut gall Cymdeithas Alzheimer eich cefnogi dros y ffôn, ar-lein neu wyneb yn wyneb. www.alzheimers.org.uk

**Alzheimer's Society Cymru**
www.alzheimers.org.uk/about-us/wales

**Beth Britton**
Cyn-ofalwr i'w thad, blogiwr, hyfforddwraig, siaradwraig ac ymgyrchydd. www.d4dementia.com

**BRACE Alzheimer's Research**
Elusen annibynnol sydd wedi ymrwymo i drechu dementia drwy ymchwil wyddonol. www.alzheimers-brace.org

**Carers UK**
Cymorth a chyngor i wneud bywyd yn well i ofalwyr.
www.carersuk.org

**Comisiwn Bevan**
Comisiwn Bevan yw prif felin drafod iechyd a gofal Cymru
bevancommission.org/cy/

## Dementia Carers Count

Gweithio i greu byd lle mae pob teulu a ffrind sy'n gofalu am rywun â dementia yn teimlo'n hyderus, yn derbyn cefnogaeth ac yn cael eu clywed. www.dementiacarers.org.uk

## Dementia UK

Helpu teuluoedd i wynebu dementia, gan gynnwys dementia cynnar, a darparu nyrsys Admiral arbenigol. www.dementiauk.org

## Devon Carers

Darparu'r wybodaeth a'r cyngor angenrheidiol i ofalwyr di-dâl yn Nyfnaint. www.devoncarers.org.uk

## Dr Jane Mullins, arbenigwr nyrsio dementia

Awdur Finding the Light in Dementia, canllaw i deuluoedd, ffrindiau a gofalwyr. www.findingthelightindementia.com

## Dr Kathryn Mannix

Meddyg gofal lliniarol wedi ymddeol – awdur With the End in Mind a Listen. www.withtheendinmind.co.uk

## Effro

Dull sy'n canolbwyntio ar yr unigolyn wrth roi cefnogaeth dementia. platfform.org/project/dementia-support

## Empowered Conversations

Cynnig cymorth un-i-un, cyrsiau hyfforddiant cyfathrebu a sesiynau ymgysylltu i deuluoedd, ffrindiau a gweithwyr proffesiynol. www.empowered-conversations.co.uk

## GIG Cymru

111.wales.nhs.uk/Chronictraumaticencephalopathy

## GIG Cymru, Siarter Ysbytai sy'n Deall Dementia yng Nghymru

icc.gig.cymru/gwasanaethau-a-thimau/gwelliant-cymru/eingwaith/iechyd-meddwl/gofal-dementia/siarter-ysbytai-syn-dealldementia-cymru-ffrwd-waith-4/siarter-ysbytai-syn-dealldementia-yng-nghymru/

## Gofalwn Cymru

Pecyn cymorth ar gyfer dementia
gofalwn.cymru/newyddion/pecyn-cymorth-ar-gyfer-dementia

**Gofalwyr Cymru**
www.carersuk.org/cy/wales/

**Health Education England (HEE)**
Un rheswm sydd dros fodolaeth HEE: i gefnogi'r gwaith o ddarparu gofal iechyd rhagorol. www.hee.nhs.uk

**Hilary Cragg**
Cyfreithwraig ac awdur Compassion with Dementia.
www.hilarycragg.com/book

**Innovations in Dementia**
Cefnogi pobl â dementia i fyw gyda gobaith a chadw rheolaeth ar eu bywydau. www.innovationsindementia.org.uk

**John's Campaign**
Ymgyrch dros yr hawl i aros gyda phobl â dementia mewn ysbytai a chartrefi gofal, ac i bobl â dementia gael cefnogaeth gan eu gofalwyr teuluol. www.johnscampaign.org.uk

**Memory Matters South West**
Dulliau therapiwtig o ymdrin â cholli cof a dementia.
www.memorymatters.org.uk

**Mycarematters**
Atebion ymarferol sy'n gwneud gwahaniaeth amlwg i ansawdd bywyd staff gofal a'r rhai maen nhw'n gofalu amdanyn nhw.
www.mycarematters.org

**My Future Care Handbook and Buddy Service**
Cefnogaeth i ystyried y dyfodol a chynllunio ar ei gyfer.
www.myfuturecare.org

**NHS UK**
Dysgwch fwy am Enseffalopathi Trawmatig Cronig (CTE).
www.nhs.uk/conditions/chronic-traumatic-encephalopathy

**Pecyn Cymorth Byw gyda Dementia**
Mae'r adnodd hwn, sydd wedi'i gynhyrchu ar y cyd, yn seiliedig ar dystiolaeth ymchwil o'r prosiect IDEAL a phrofiad byw pobl â dementia a gofalwyr. www.livingwithdementiatoolkit.org.uk

**Pippa Kelly**
Ymgyrchydd dementia, newyddiadurwraig a phodledwraig sy'n hybu ymwybyddiaeth o ddementia. www.pippakelly.co.uk

## Skills for Care

Helpu i greu gweithlu gofal cymdeithasol medrus sy'n cael ei werthfawrogi a'i arwain yn dda. www.skillsforcare.org.uk

## The Filo Project

Cefnogaeth i unigolion ar draws Dyfnaint a Gwlad yr Haf, llawer ohonyn nhw'n profi symptomau sy'n gysylltiedig â dementia cymedrol. www.thefiloproject.co.uk

## Together In Dementia Everyday (Tide)

Mae Tide yn rhwydwaith ledled y DU sy'n cysylltu gofalwyr a chynofalwyr pobl â dementia i greu newid parhaol gyda'i gilydd. www.tide.uk.net

## Training 2 Care

Taith dementia rithwir.
www.training2care.com/virtual-dementia-tour.htm

## Wendy Mitchell

Blogiwr sy'n trafod byw o ddydd i ddydd gyda dementia. Awdur poblogaidd *Wyneb Cyfarwydd* a *What I Wish People Knew About Dementia*. whichmeamitoday.wordpress.com

## Y Coleg Nyrsio Brenhinol (RCN)

Adnoddau proffesiynol ar gyfer dementia.
www.rcn.org.uk/clinical-topics/dementia/professional-resources

## Y Ganolfan Ymchwil Heneiddio a Dementia (CADR)

http://www.cadr.cymru/cy/"www.cadr.cymru/cy/

## Y Sefydliad Gofal Cymdeithasol er Rhagoriaeth

Hyfforddiant, arweiniad a gwybodaeth ar gyfer staff gofal, ffrindiau a theulu. www.scie.org.uk

## 3SpiritUK

Hyfforddiant ac adnoddau dysgu gweledol am ddementia.
www.3Spi

# Gina Awad

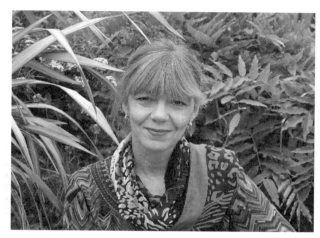

© Eric Gray

Gina Mae Gina Awad wedi bod yn gweithio i wneud gwahaniaeth i bobl sy'n byw gyda dementia a'u hanwyliaid ers dros ddegawd. Yn ogystal â dod yn Hyrwyddwr Cyfeillion Dementia y Flwyddyn Alzheimer's Society yn 2016 a ffurfio Cynghrair Gweithredu Dementia Caerwysg, dyfarnwyd Medal yr Ymerodraeth Brydeinig iddi hefyd am ei gwasanaeth gwirfoddol i bobl â dementia a'u teuluoedd yn Nyfnaint yn 2018. Mae gan Gina radd BSc mewn Iechyd a Gofal Cymdeithasol o'r Brifysgol Agored, mae'n gwnselydd, yn ymarferydd adweitheg a hyfforddwraig gymwysedig, ac fe ddysgodd lawer pan dderbyniodd ysgoloriaeth i encil hyfforddi Memory Bridge yng Nghanolfan Ddiwylliannol Bwdhaidd Mongolia Tibet yn Bloomington, Indiana. Mae hi'n credu bod cynllunio diwedd oes yn hanfodol er mwyn galluogi pobl i ystyried eu penderfyniadau yn y dyfodol cyn troi'n ôl at lawenydd a heriau bywyd bob dydd. Mae gan Gina brofiad personol o deulu a ffrindiau sy'n byw gyda dementia ac mae'n cyflwyno'r rhaglen radio 'Living Better with Dementia' ar orsaf radio Phonic 106.8 FM yng Nghaerwysg.

# Tony Husband

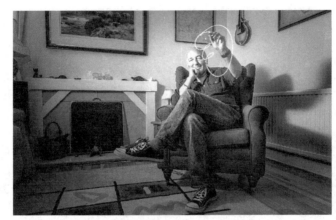

© Paul Husband

Mae Tony Husband yn gartwnydd arobryn sy'n darlunio ar gyfer *Private Eye* a llu o gyhoeddiadau eraill. Mae *Cymer Ofal, 'Machgen i*, ei lyfr am daith ei dad drwy ddementia, wedi dod ag ef yn rhan o fyd dementia, ac mae wedi gweithio ar brosiectau ymwybyddiaeth dementia ledled y Deyrnas Unedig. Mae ei gerddi dementia wedi cael eu troi'n ganeuon, ac mae newydd orffen ffilm fer, *Joe's Journey*, gyda Syr Tony Robinson, sy'n seiliedig ar ei stori am ddyn sy'n byw gyda dementia.